百岁生活

[日]和田秀树 / 著

陶芸 / 译

海南出版社

·海口·

『80 歳の壁』（和田秀樹）

80SAI NO KABE

Copyright © 2022 by Hideki Wada

Original Japanese edition published by Gentosha, Inc., Tokyo, Japan

Simplified Chinese edition published by arrangement with Gentosha, Inc.

through Japan Creative Agency Inc., Tokyo and CA–LINK International LLC

版权合同登记号：图字：30-2023-049 号

图书在版编目（CIP）数据

百岁生活 /（日）和田秀树著；陶芸译 . —— 海口：
海南出版社，2023.9

ISBN 978-7-5730-1224-1

Ⅰ . ①百… Ⅱ . ①和… ②陶… Ⅲ . ①老年人 – 保健
– 基本知识 Ⅳ . ① R161.7

中国国家版本馆 CIP 数据核字 (2023) 第 128360 号

百岁生活

BAISUI SHENGHUO

作　　者：[日] 和田秀树
译　　者：陶　芸
出 品 人：王景霞
特邀策划：周小华
责任编辑：谭丽琳　张　雪
执行编辑：车　璐
责任印制：杨　程
印刷装订：北京汇瑞嘉合文化发展有限公司
读者服务：唐雪飞
出版发行：海南出版社
总社地址：海口市金盘开发区建设三横路 2 号
邮　　编：570216
北京地址：北京市朝阳区黄厂路 3 号院 7 号楼 101 室
电　　话：0898-66812392　010-87336670
电子邮箱：hnbook@263.net
经　　销：全国新华书店
版　　次：2023 年 9 月第 1 版
印　　次：2023 年 9 月第 1 次印刷
开　　本：880 mm×1230 mm　1/32
印　　张：6.25
字　　数：91 千
书　　号：ISBN 978-7-5730-1224-1
定　　价：52.00 元

每个人都应该读一读的百岁人生指南

2022 年，国家卫生健康委会同教育部、科技部等 15 部门联合印发的《"十四五"健康老龄化规划》提到，"十四五"时期，我国将进入中度老龄化社会。针对老年人特别是高龄者的身心健康养护指南的推广迫在眉睫。

众所周知，日本是亚洲最早进入"老龄化社会"的国家，目前已是"超老龄社会"。2022 年，日本年度现象级畅销书《80 岁の壁》引起了社会巨大反响，并取得了日本亚马逊网站综合排名第一、双冠王的不俗成绩。本书作者和田秀树是一位有着 35 年临床经验的日本老年精神科专家，他在日本浴风会病院——日本第一家公共老年人护理机构（第一家老年人医学研究机构）工作，该医院曾对一些老年死者的遗体进行解剖研究，获得了大量医学数据，在老年医疗领域开创了世界先河。

作者在书中将 80 岁以上的老年人称为"幸龄者"，并主张"接受我之衰老，珍惜我之所能"，呼吁老年人以健康的生活方式和积极的心态面对人生最后的旅程。他结合自己的临床经验，向读者传递了很多科学且新颖的养老理念，如"不是战胜病魔，而是与病共存""健康第一，病由心生""老年人诊疗的基本原则是一人一方""微胖的人更长寿""营养不良会加速衰老""不要忍受不愉快的事情，做自己想做的事""精神稳定才能提高免疫力，抑制癌细胞""坚持动脑、活动身体是延缓痴呆症发展的最好方法"……其实用性与科学性不言而喻。本书因此获得一致好评，读者们纷纷称自己从书中获得了追求健康长寿的方法和力量。

本书共五章，条分缕析地将迈向长寿所面对的层层健康关卡逐一给予专业的分析与合理的建议。前三章分别就医院医疗、身体老化、痴呆症等三个老年人最常见的健康问题进行详细阐述，针对老年人的医疗选择、身心养护等方面给出了切实可行的建议，诸如寻找更适合自己的"明医"，不要过度体检，只有在身体不适时才吃药，运动要适可而止，不要和自己的过去较劲，正确面对癌症、痴呆症，等等。作者在第四章根据自己几十年的临床医疗经验，结合前文列举的老年人常见健康问题总结了坚持步行、多咀嚼、不和讨厌的人相处、乐观生活、坚持学习等44条自在活过100岁的秘诀。最后在第五章对全书做以总结，引导老年人及其家人深入思考"什么是人生？什么是幸福？"，升华了主题。

最难能可贵的是，作者并没有将目光局限在身体健康方面，而是兼顾心理健康，针对老年期抑郁症也给出了警示及预防方法，可以说对老年群体进行了全方位的人文关怀，非常有社会意义。

从80岁起，每一个选择都与老年人的生活质量和寿命直接相关，跨越这道关卡，就会迎来人生中幸福的20年。本书亦适合父母年逾六旬的中年人阅读，以便更好地了解父母的身心需求并帮他们健康地安享晚年。

在出版前夕，通过与各部门同事交流本书心得，我们还发现很多年轻人对书中有益身心的生活建议大为赞同，可见，作者倡导的百岁生活理念也同样引起了他们的共鸣。本书被亚马逊的读者评价为"无论几岁的人读都能获得活力的书"，可以说是一本百岁人生指南之书。

编者谨识

2023 年季夏

跨越人生 80 岁的关卡

为了跨越人生 80 岁关卡，有必要对这些现实心知肚明

男性 9 年，女性 12 年，您知道这组数字是什么意思吗？

实际上，这组数字是指老年人因疾病卧床不起，或在他人的护理下生活的平均时间。当然，我们并不是心甘情愿地卧床不起。无论是谁，都希望在人生的最后一段时间做自己喜欢做的事，吃自己喜欢吃的东西，过自由、独立的生活。

但是，这些愿望是不可能全部实现的。这就是被称

为"世界最长寿"的日本人正在面临的现实。

下面，还有一些日本人通过调查得出的数字。可能有些人知道，也可能有人不想知道。

但是，为了跨越即将到来的人生 80 岁关卡，我还是希望大家先了解这些数字。

【健康寿命】

我们把身心独立、身体健康的年龄称为"健康寿命"。"健康寿命"的年龄：男性为 72.68 岁，女性为 75.38 岁（2019 年的调查结果）。

健康男性的平均年龄为 72 岁，健康女性的平均年龄为 75 岁，超过这两个健康年龄数字，就表示需要借助别人的帮助而生活。说得更简单一点，人一旦过了这个平均年龄，即使没有达到因生病而卧床不起的程度，也开始无法独立处理身边的事务。

当然，这只是统计数字，并非所有人都是这样。事实上，现在正在读这本书的人，可能迈过了这个年龄，但仍然很健康。您可以自信地说："我已经超过了平均健康寿命。"

【平均寿命】

"平均寿命"是指平均活到多大年纪。日本男性为 81.64 岁，女性为 87.74 岁（2020 年的调查结果）。

坦率地说，也就是活到多大岁数就会死亡的意思。

今后，人们的平均寿命将进一步延长，甚至会接近 100 岁。但是，无论延长多少年，如果"健康寿命"不能延长，那也就只是延长了被人照顾、躺在床上虚度光阴的时间。这个时间，根据当下情况，男性平均为 9 年，女性平均为 12 年。

也许有人会说"即使这样也想长寿"，但我想，有可能的话，大家还是希望健健康康地生活吧。我也是如此，所以撰写了本书。

【死亡数】

"死亡数"是对不同年龄的死亡人数进行调查的结果。死亡人数最多的年龄，男性为 85 岁，女性为 90 岁（2005 年的调查结果）。

当然，也有很多人的寿命超过了这一数字。据 2021

年公布的数据显示，日本85岁以上的男性有208万人，90岁以上的女性有192万人。

看了这些统计数据，您有什么想法呢？

80多岁的人和70多岁的人完全不同。即使现在很好，今后会怎么样真不知道。

您感到遗憾了吗？或者，是否激发了您的斗志呢？

我列举上述这些具体的数字，并不是为了让大家因此而消沉，而是希望大家都能心满意足地度过今后的人生时光。

幸福的晚年和遗憾的晚年，您选哪一个？

现在已经进入了"百年人生"的时代。据说日本现在超过100岁的人有8.6万人。在大家的周围，也有非常健康的90多岁、100多岁的人。

当然，"百年人生"并不是指每一个人都能迎来90岁、100岁。而且，即使迎来90岁、100岁，也不能保证每个人都能健康幸福。也有可能是在床上接受照顾，被家人虐待，或者因为痴呆症而不知道自己是谁。

未来谁也不知道。说得极端一点，谁也不知道明天会怎样。

我是一个年满 61 岁的医生。作为老年人精神科主治医生，我做了大约 35 年的临床治疗工作，诊治过的患者超过 6000 人。如果加上护理、演讲等医院以外开展的诊治，人数估计超过了 1 万人。我很自豪自己是一位老年医学专家。

当然，每个人的年龄和体形都不一样，性格和想法不尽相同，生活环境和家庭结构也千差万别。工作不同，所患之病也不同。也就是说，每个人都走着完全不同的人生道路，大家都是完全不同的人。

但是，所有人都有一个共同点。

那就是，所有人终将死去。虽然死法和寿命各不相同，但死亡无法避免。

不过，通往死亡的道路有两条。

一条是幸福之路。这是一条可以在临终之际欣慰地说"这一生过得十美好，谢谢"，心满意足地死去的路。

另一条是遗憾之路。临终之际会遗憾："唉，那个时候我应该……""为什么我会这样……"

到底要选择哪条路，这不用问了吧。

接受我之衰老，珍惜我之所能

人生从 80 岁开始，和 70 多岁完全不同。

昨天还能做到的事情，今天却做不到，这样的情况会多次遇到。

身体的不适逐渐变多，容易患上癌症、脑梗死、急性心肌梗死、肺炎等危及生命的疾病，甚至可能因为得了痴呆症而失去自信。也有可能会经历配偶或身边亲人的死亡，感到孤独和绝望。

"生老病死"的巨大恐惧会如波涛般汹涌而来。

在这本书中，我们提供了诸多方法，帮助大家跨越眼前的障碍。这些方法可以归结为一种思维方式，那就是：接受自己的衰老，珍惜自己，做力所能及的事情。

我认为这也是"幸福的晚年"和"遗憾的晚年"的分界线。

"幸福"是由本人主观决定的。也就是说，是由自己的想法来决定的。

比如，有的人感叹自己老了，觉得很多事情都做不动了，能做的事也只剩下那么一点点了，嘴上老是念叨"这没了，那没了"；另一方面，也有人接受自己的衰老，同时也珍惜自己，做力所能及的事情，念叨的是"这个我能做，那个我也能做"，认为自己还能做这些事情、还能做那些事情。

那么，您觉得哪种人会更幸福呢？

答案只有自己才知道。但是，根据我从业以来的临床经验，认为自己"这个能做，那个也能做"的人看起来更幸福，也会有更多的家人和身边的人为之开心。

现在，在日本，65 岁以上被称为"老年人"，75 岁以上被称为"后期高龄老人"。但"老年人"也好，"后期高龄老人"也好，这些称呼乍一听起来，不觉得让人不舒服吗？

我经常想，既然已经努力活到了这个年龄，就应该使用更有活力、更有希望的称呼。因此，我想提出一个建议：

超过 80 岁的人不是"高龄者",而是"幸龄者"（日语中"高龄"和"幸龄"的发音相同）。

这样既能表达敬意,又能体现温暖,让人感觉到幸运常伴自己左右,对年龄的增长充满期待。所以,在这本书里,我想把超过 80 岁的人称为"幸龄者"。

过了 80 岁关卡,谁都可能患上癌症

人跨越了 80 岁关卡,就会患癌症——很多人都没有意识到这一点。

我工作多年的东京都浴风会病院是一家专门治疗老年患者的医院,每年要解剖 100 具左右遗体。

很多人自己没有意识到,但是他们的身体里有很多病灶,却被当成由于其他疾病而死亡,这样的例子不在少数。也就是说,有些疾病直到最后都没有被发现。

癌症就是其中之一。

通过解剖 85 岁以上死亡患者的遗体,我们发现几乎所有遗体里都有癌细胞。

也就是说，只要上了年纪，每个人的身体里都会有癌细胞。

社会常识认为，癌症是导致死亡的疾病，应该早发现、早治疗。但实际上并非如此，有些癌细胞并不影响生活。

特别是随着年龄的增长，癌细胞的扩散速度会变慢，所以很多情况下不去理会也没关系。希望大家一定要知道这个事实。

由此得出的选择是什么呢？

过了 80 岁，要推崇"不要勉强自己"的生活方式。

为了不患癌症，有人会克制吃自己想吃的东西，会控制自己喜欢的烟酒的摄入量。但是，上了年纪的人，很多都已经患上癌症了。

因此，为了不患癌症而刻意勉强自己就没有意义了。笔者认为，想吃就吃，想喝就喝，反而会让自己压力变小，生活愉悦。

实际上，研究表明，比起刻意勉强自己、充满压力地生活，做自己喜欢的事情、轻松愉悦地生活反而更能提高身体免疫力。这样也能减缓癌细胞的扩散。

痴呆症会不期而至，珍惜当下，随心而为

人为什么会得痴呆症呢？

答案非常简单，因为年纪大了。

上了年纪才得的痴呆症，大多是进展缓慢的疾病。其实在发病的 20 年前，症状就开始一点点地出现了，但是几乎没有人会注意到。而且在发病后，病情也会持续恶化，直至无法阻止。

通过解剖多具尸体，我们发现，和癌症一样，85 岁以上老人的大脑几乎都出现了异常，类似于阿尔茨海默病的大脑病变。

痴呆症与其说是一种疾病，还不如说是一种"老化现象"，是无论谁上了年纪都会出现的症状。它和肌肉力量衰退、无法运动、皮肤出现皱纹、长白头发是一样的。

从痴呆症发病年龄的数据来看，这一点也一目了然。

60 多岁的人发病的比例仅为 1% ~ 2%；70 岁前半期的人发病比例为 3% ~ 4%，70 岁后半期为 10%；80 岁前半期为 20% 以上，从这个年龄段开始，发病比例增长迅猛。

　　80 岁后半期 40%、90 岁 60%、95 岁 80% 的幸龄者会患上痴呆症。

　　虽然也有人到死都没有患上痴呆症，但那只能说他在患上痴呆症之前就去世了。只要活得足够久，就会发病。

　　因此，从这些事实中能推导出来的正确答案就只有这个：趁现在，尽情地做自己喜欢做的事情，快乐地生活！

　　一成不变的无聊生活，会使大脑的运转变得迟钝。

　　另外，压力大的生活也会损害大脑。

　　相反，做没做过的事情或者做自己喜欢的事情，大脑会受到刺激，变得活跃。由此可能延缓痴呆症的发病。

"百年人生" 的说法抬高了
人生 80 岁关卡的门槛

　　80 岁曾经是 "人生的终点"。然而，如今人们都说 "百年人生"，目标突然被推迟了 20 年。

长寿固然可喜，但其实也有点让人担心。那就是上年纪的人被"必须长寿"的魔咒所束缚。

例如，大家有没有遇到过下面的情形？

◆明明很想吃，却因为对健康不好而忍着不吃。

◆运动很辛苦，但为了健康，还是勉强自己去运动。

◆喜欢烟和酒，因为对健康不好而不抽不喝。

◆明明有想做的事情，却因为"年纪大了"而忍着没有去做。

◆明明感觉没有效果，却为了"长寿"而继续吃药。

以上都是 80 岁以上的幸龄者不用勉强自己做的事情。更确切地说，是不应该勉强自己做的事情！

确实，60 多岁之前，这些保健方式是很有效的。但是，上了年纪后，就没有必要勉强自己了。

节制、运动、担心、关心……这些如果能让您感到愉悦，那就另当别论，但如果一味忍耐或勉强自己，无疑会给身心造成负担。即使是一个一个的小伤害，日积月累，也会缩短寿命。在我看来，"百年人生"这句话反而抬高了人生 80 岁关卡的门槛。

既然已经努力活到了现在，幸龄者应该多做些让自己高兴的事情。

　　我之所以选择精神科，是因为我对人类存在这个领域很感兴趣。比起身体，我更喜欢研究人的心理活动。因缘际会，我在 28 岁那年成了一名老年人专科医院的医生。

　　不过，坦白地说，一开始我对这项工作也有些不满意。因为患者都是幸龄者，都有抑郁症、痴呆症、酒精依赖症等心理问题。明明是自己选择的精神科，却希望"更像医生那样面对普通疾病的患者"。

　　但是，这样的迷茫很快烟消云散。相反，我觉得能获得这份工作是我的幸运。

　　精神科医生的工作就是倾听患者的述说，这也是在接触患者的人生。通过这项工作，我了解了一个个无法想象的世界。

　　在临床工作中，仅靠医学书籍和论文的知识是行不通的。患者本身就是一本本活生生的教科书。每个人都有自己的故事，每个人都是这个故事的主人公。谁都有可能遇到导致心理疾病的不幸。

　　我意识到，每个人都是独一无二的存在，人生也没有优劣之分。作为心理专家，我的工作虽然是开导患者，但同时，我从患者那里受益良多。

我的观点和佛教所提倡的"生老病死"不同，这本书汇集了我从临床实践中获得的智慧。在此，向给予我无限养分的患者致以诚挚的谢意。这份感恩也是我撰写这本书的内生动力[1]。

1　指自发产生的动力，是人们认识世界、勇于实践和实现自我发展的精神追求，也是不断获取知识、探求真理和创业创新的自觉意志和行为。

目录

第一章 跨越医生、药物、医院的关卡

第二章　跨越老化的关卡

第三章　跨越痴呆症的关卡

第四章　活过 100 岁的 44 个秘诀

终章 跨越关卡，迎来百岁人生

第一章

跨越医生、药物、医院的关卡

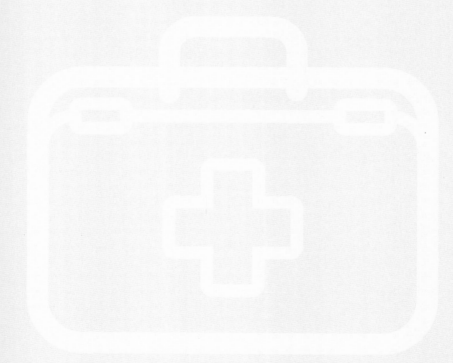

🧰 幸龄者不用体检

我是一名在职医生，但对现代医疗持有怀疑态度，原因我会在书中慢慢道来。

一言以蔽之，我认为很多医生"只看数字，不问诊患者"。其中，最典型的例子就是体检。

1947 年，日本人的平均寿命首次超过了 50 岁。那个时候男女平均寿命的差距是 3 岁，现在这一差距扩大到了 6 岁。

对于这一差距，您不觉得很奇怪吗？为什么女性的平均寿命比男性延长得更多呢？

原因之一就是日本人的"体检信仰"。

由于定期的健康检查大多由公司负责实施，很久以来，接受体检人群的比例都是男性占绝大多数。

如果体检能对长寿有帮助，那么，男女的平均寿命差距应该完全逆转，但结果却是差距越来越大。也就是说，体检没有任何意义。

的确，体检有助于早期发现癌症。也许有人因此而获救（当然也有人反而身体不适）。但是，体检显示的"正常值"真的正常吗？我觉得有必要画一个问号。因为，究竟哪个数值是正常的，要因人而异。

一般来说，在大学附属医院工作的很多医生会查看数字，但不会诊断患者。比起站在他们面前的患者身上所发生的实际情况，他们更重视（通过仪器检测出来的）既定的数字。这样的医生来给您诊断、治疗，您会有怎样的感觉？不觉得很不幸吗？

特别是在对待 80 岁以上的幸龄者方面，我这个常年从事老年人临床医疗工作的医生觉得这很有问题。有不少人为了把数值调到正常去服药，结果却导致身体状况变差，或者失去了残存的一些生理功能，有的还导致了寿命的缩短。

🧰 不要过度依赖医疗，
　医生没有"健康"意识

有一本医学杂志叫《新英格兰医学杂志》（*The New England Journal of Medicine*，简称 NEJM）。这本杂志有 200 多年历史，是"四大顶级医学期刊"之一，全世界的医生和研究者都对这本杂志给予了很高的评价，并向其投稿。

但是，刊登在杂志上的日本人的论文只有 1% 左右。在日本医学界，留在大学医院或医务室的医生很多，研究人员的比例世界第一，但临床方面的论文却很少。为什么会发生这种不可思议的现象呢？

我认为，这是因为想要推翻定论的研究者很少。

前面提到的体检就是其中之一。将规定的正常值视为绝对，即使患者诉说药物引起了不适，医生也只会说一句："那是因为你检查结果的数据不好。"事实上，这样的医疗现象每天都在上演。

针对这种情况，我们要怎么选择呢？

其中之一的选择就是：不要一味听信医生的话。

有句话叫"医生不养生",意思是医生对自己的健康和身体不关心。这听起来很荒谬,事实上,医生会建议患者吃药或进行体检,但他们自己却不愿意这样做。

我想,恐怕这是因为他们从经验上知道药物和体检并不能大幅延长寿命。但他们会说患者有"血压高""肝脏不好"等问题,并开出大剂量的药物。也有可能会说"发现了小肿瘤",建议患者手术。

结果怎样呢?患者可能会每天都是药药药,或者在小肿瘤被切除的同时,一部分器官也被切除了。对年轻人来讲,这可能不会有太大的问题。但如果是上了年纪的人,这可能会成为其身体不适或寿命缩短的原因。

这真的是您期待的幸福晚年吗?

不去医院的话,死亡人数反而会减少

下面我来介绍两个有趣的事例。

2020 年,由于新型冠状病毒传播的原因,去医院就诊的人大幅减少。估计是很多想去医院的人害怕感染新型冠状病毒，因此对于身体的稍微不适能忍就忍了。这种现象，在老年人身上尤其明显。

最终，发生了令人意外的现象：这一段时间日本的死亡人数减少了！

也就是说，发生了不去医院反倒不会死这种讽刺的事情。

另一个事例发生在北海道夕张市。

夕张市的居民约半数是老年人，被称为"日本第一老龄化城市"。对市民而言，医院是保命的生命线。但是，2007 年夕张市财政破产，唯一的市立综合医院关门了。

综合医院变成了小诊所，171 张病床减少到了 19 张，连专科医生也销声匿迹了。

在这个老年人居多的城市，情况会变成什么样呢？

市民自不必说，很多人都十分担心。

您觉得结果会怎样呢？

结果是重症患者的数量没有增多，死亡率也没有增高。

癌症、心脏病、肺炎被称为日本人三大死因，但据说在破产后的夕张市，因这三种疾病导致的死亡人数却减少了，老年人的人均医疗费用也得以降低。"只有 19 张病床能行吗"的担心也成为杞人忧天。病床空出来了，死亡人数基本和以前保持不变。

不去医院，人均医疗费降低，病床空出来了，死亡人数却和以前持平——这可谓尽善尽美。

为什么会变成这样呢？

我认为，找到这个现象的成因，才能真正凸显现代老年人医疗所存在的问题，并找到解决的方案。

🏥 不是在医院，而是在家里或者养老院 自然衰老而去

在夕张市的市民中，因癌症、心脏病、肺炎导致的死亡人数减少了，但整体的死亡人数却没有变化。也就是说，由于其他原因而死亡的人增加了。

那么，其他原因又是什么呢？

据夕张诊所的人说，是衰老。

衰老不是疾病，而是身体一点点虚弱直至死亡。可以说是一种颐养天年的死法。

在衰老的情况下，老年人大多是在家里或养老院等地停止呼吸。

在夕张市，由于医院规模变小，有些人不得不改为居家医疗。我还听说有很多患者不愿意住院，主动选择了居家医疗。

幸龄者身体里会隐匿诸多病种，即使没有明显的症状，身体也会有一些不适。这种情况下去就医，大多数医生都会给您做检查，或者开一些药物。因为在当下，这是理所当然的治疗方式。相反，如果不这么做，就会被抱怨"那家医院连药都不给患者开"。

但是，这种方式真的是正确的治疗方法吗？

请您一定要再三考虑。

医生不能对来医院看病的老年人说"您年纪大了，就放任不管吧"这样的话，患者必须自己做出选择：是去医院检查、查出疾病、吃药或动手术来延长寿命，还是在家或养老院做自己喜欢做的事情呢？

这不是医生的选择，而是您自己的选择。

人上了年纪，生病了是不会痊愈的。即使暂时有所好转，其他病症又会接踵而至。说得过分一点，这就是衰老。

⚕ 不是战胜病魔，而是与病共存

"与病魔作斗争"，这是癌症患者经常说的话。以前我就觉得很不可思议，他们到底是在和什么"斗争"呢？

原本，癌症是自身细胞变性后癌化的产物。也就是说，这是自己长出来的东西，就算对它怒吼："癌症你这家伙，我不会被你打败的！"它也不会消失。所以，是没有办法与癌症斗争的。

幸龄者更是如此——因为体内有很多癌细胞。即使幸运地战胜了一个"敌人"，但下一个"敌人"可能很快会出现。

另外，与癌症作斗争需要动手术和吃抗癌药物，但这两种方法都会对身体造成很大的伤害，使体能下降，难以过正常人的生活。如果切除了器官，还可能会给身体带来不适，给生活带来不便。

这样一来，老人的体力和机能就会受影响，免疫力和抵抗力就会下降，容易引发其他疾病。从结果来看，可能会加快癌细胞的扩散，使身体各处出现病变。

也就是说，选择与病魔作斗争，反而会让患者自己痛苦。

对于马上要迎来80岁高龄的老年人，我的建议是——不与病魔作斗争，而是与病共存。也就是说，接受疾病，和疾病和睦相处。

不要用药物攻击癌细胞，或做手术摘除癌细胞组织，而要采取"怀柔政策"。

有人会认为"明知生病却不战斗，这是临阵脱逃"，那咱们不妨换一个思路：逃跑就是胜利。

电视上经常把明星与病魔作斗争的故事当作美谈，所以可能会有人产生"自己也要战斗"的想法。但对于上了年纪的人来说，比起"勇敢"，"平稳"更为重要。我不是一个劝导病人和癌症作斗争的医生，而是一个劝导病人和我一起思考怎么不受癌症折磨的医生。

⚕ 在成为"医疗难民"之前，寻找值得信赖的医生

我建议"不做手术""减少用药"……但读者们可能会感到不安，可能会问："这样做真的没问题吗？"

事实上，也有人因为拒绝吃药和动手术而被医生抛弃，成为"医疗难民"。接下来要介绍的，是一位编辑朋友亲身经历的故事。

他的母亲在85岁时第二次被查出肺癌，因为已经决定不再做手术，所以他们就这样直接告知了医生。

没想到医生的回答是："那就随你便吧。如果不做手术，我没有办法给你治疗。"被医生这么一说，他们自然也就不再去那家医院就诊了。

他说自己非常震惊于医生的恶劣态度，实际上，在那之前，他对这位医生就非常不信任了。

3年前，他母亲在82岁时第一次查出肺癌。医生说："是很小的肿瘤，切除吧。"既然医生都这么说了，母亲就做了手术，但手术完却发现右肺的下半部分被切除了。

与其抗拒
不如接受
这会让人活得轻松

和田秀树

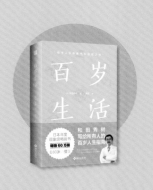

接受我之衰老
珍惜我之所能

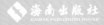
海南出版社
HAINAN PUBLISHING HOUSE

我们经常会听到因为手术中发现癌细胞的扩散比预想的要严重，所以医生一般会多切除一些——不能因此而责怪医生。正如这位医生对他母亲说："给你把坏的部分都切除了。"

他的母亲对医生这种平淡且毫不在意地处理了自己右肺下半部分的态度非常生气。可能是由于右肺少了一半，胃的位置也不太稳定，术后的半年左右，她一直都感到恶心、食欲不振，体力也越来越差。

他母亲抱怨"手术真把我害惨了"的同时，也鼓励自己：健康第一，病由心生。于是，她每天走 6000 步，努力恢复体力。

这位编辑的母亲再次恢复了健康，但就在此时，在体检中第二次发现肺部有癌细胞。这次，她拒绝手术治疗，结果遭遇了开头所说的场景，被医生说了难听的话。

幸运的是，这位母亲很快找到了一家居家医疗的医院，遇到了好医生，最后是在家中去世的。虽然癌细胞转移到了肩膀，让她疼痛难忍，但她还是靠着抗癌药物维持了下来。直到一天早上，家人去看她时，才发现她已经去世。

这位编辑朋友对我说："虽然我母亲晚年过得痛苦，但最后能在家中去世，我觉得这也是一件很幸福的事情。"

我举的这个例子估计在大医院很常见。当然，医生并不是将患者的人生和健康看得无所谓，他们只是优先考虑怎么治疗摆在面前的疾病。

但在现实中，患者会因为医生的话而受伤，会感到痛苦。如果拒绝医生的治疗方式，就没有可以去的医院，甚至会成为"医疗难民"。

那么，为了不使自己成为"医疗难民"，应该怎么做呢？

如果您住的地方有一定数量的医生，那么在成为"医疗难民"之前，建议您多跑一些医院，找寻能够接受您的观点，可以长期为您诊治的医生。

也就是说，由患者来选择医生。

选择的医生和医院不同，晚年生活自然不同。这是一种思维方式，即通过多看、多交谈，主动寻求让人放心的医生。

🩺 自己决定诊疗方式，
决定自身生活方式的选择

这里我要说的是关于医疗的自我决定。

本来这应该是自己做的选择，但是，交给别人来决定的患者不少吧？

例如，这次的新冠疫情，就是无法由自己决定的最坏的一个例子。感染了新型冠状病毒的老年人被戴上了人工呼吸器，被禁止探视，很多人都没能见上家人最后一面就去世了。我觉得这是非常荒唐的事情。

日本这个国家，比起重视患者的生活方式，更优先考虑治疗问题。

这样的做法真的好吗？

就以我为例，我现在（2022年）61岁，3年前因为口干严重而做了检查，结果血糖值超过 600mg/dl，也就是患了所谓的糖尿病。

一般来说，我需要注射胰岛素。但是我仍然想过普通人的生活，所以决定不打胰岛素。于是，我尝试了各种各样的药物，但很遗憾，哪种药物都不起作用。

我最终选择的是步行。

在那之前，我基本上不步行。虽然听起来有点可笑，但因为我经常在电视上随意说政府的坏话，所以总觉得有些不安，总想着"说不定哪天会被陷害"，也因此，无论去哪里，我都会选择坐出租车或开私家车。

实际上，我每天开始步行后，血糖值在不断下降——这是我的身体告诉我的。

老实说，走路很累。但是，既然吃了自己喜欢的东西，又喝了酒，不管怎样每天至少也要走 30 分钟。

我选择了不打胰岛素，不控制饮食，不控制饮酒，只是步行。现在我觉得这是正确的选择。

🩺 与其选择专科医生，不如选择社区医生

在这次新冠疫情中，我对患者说："如果您听信媒体或电视上的医生的话而加以自我克制，就会迈不开步子。只要保持了一定的社交距离，就不会有问题。所以，戴着口罩，坚持出门散步吧！"

尽管如此，还是有一部分人因为害怕感染不再外出，药也是让家人来取。结果，他们虽然没有感染新型冠状病毒，但也出现了腰腿无力的症状，有的人还染上了其他疾病，甚至有的人痴呆症更严重了。

当然，我并不是说自己说的都是对的。另外，也不能说只做动物实验的医生说的话都是错的。

但我认为，上了年纪的人还是不要选择大学附属医院的专科医生，而是应该选择社区医院的医生作为自己的家庭医生。因为专科医生诊治老年人疾病的经验少，可能不太了解老年人诊疗的基本常识。

老年人诊疗的基本原则是一人一方，要根据不同的个体进行诊疗。特别是七八十岁以后的老年人，更有这个必要。

因为年龄越大，身体状态和机能的个体差异就越大。例如，吃同样的药，有的人有效，有的人却会出现乏力、步履蹒跚、嗜睡等症状。

那些不懂老年人诊疗基本常识的医生或者不观察患者症状的医生认为，检查得到的数值是最可靠的，他们认为开了药，让数值达到正常值就是健康的。其实，这样的治疗方式对身体的伤害是显而易见的。

选择怎样的医生，
将决定您晚年的幸运或者不幸

要想跨越人生 80 岁的关卡，如何选择好的医生，如何和好的朋友相处，可以说是关键之所在。

您觉得应该选择什么样的医生呢？最简单的办法是和医生谈谈药物。

药物是可以让身体变好的，如果吃药后身体不舒服，说明这药对您没有疗效。如果少吃药也能让身体变好，那么少吃药才是正确的选择。

尽管如此，如果您就诊的医生还是以"这是好药""你不想因为停药而死掉吧"等理由来劝导的话，我认为还是不要去这家医院比较好。

另一方面，患者既不要完全遵医嘱吃药，也不要擅自减药，最重要的是坦诚地告诉医生"吃了这个药感觉浑身无力"，或"感觉头昏昏沉沉的"。

如果是认真的医生，应该会回答："是吗，可能是药物不合适吧。""试一下其他药物吧。""试着减少药量吧。"我认为这样的医生是优秀的家庭医生。

对于不听患者反映的情况，只一味劝说患者"继续吃药"的医生，您可以这样问他："有数据显示，我继续服用这种药能长寿吗？"

应该没有这类数据。尽管如此，如果医生还是说："动物实验是这样的。""国外的论文是这样的。"

那么，接下来您可以这样说："日本正在进行大规模的比较调查吧？"

日本人和欧美人的饮食习惯和体格本来就不一样，而且日本人更长寿。尽管如此，还把动物实验和国外的数据拿出来，这等于承认自己不了解临床，换句话说，就是没有给患者看过病。

如果医生因为你的问题而手足无措，甚至流露出愤怒的表情，那最好别找这样的医生。不要把宝贵的身体托付给他。否则，就如同晚年坐上了开往地狱的巴士。

🩺 寻找更适合自己的"明医"

在选择医生时，患者与医生的缘分也很重要。

对于即将迎来 80 岁高龄的老人来说，医院和医生是非常亲近的存在。最好不要与让您每次看病都心情沉重、疲惫不堪的医生打交道，因为你们不投缘。

与医院的缘分，在进入候诊室的瞬间就能感知出来。如果您感觉心情愉悦，就证明医生是在认真地面对患者。相反，如果您感觉心情沉闷，还是避开比较好。大家都有丰富的人生经验，这是第六感对您的告知，要相信自己的直觉！

因为医院是身体不舒服才去的地方，所以在交谈时能让您心情愉快、能认真倾听您的诉说、能回应您的医生，绝对是好医生。

比起社会上的名医，找到自己心目中的"明医"更为重要。

如果您希望他是看护您人生最后一程的医生，那就是最好的缘分。

脏器分类诊疗的弊端，
老年人要综合考虑健康问题

在日本看病，基本上采取脏器分类诊疗的模式。因此，不是从综合性的角度，而是从各脏器的状态来进行诊断。

医生不是健康专家，而是"器官专家"。医生说"病能治好"的时候，是指"器官的状态会变好"。

近年来，开展综合诊疗的人数虽然有所增加，但从整体来看还是少数。

不能一概而论地说器官分类诊疗不好，但我认为，80 岁以上的幸龄者，器官状态大多会向坏的方向发展。

例如，循环内科的医生会指导老年人降低胆固醇，这是基于动脉硬化、死于急性心肌梗死和脑梗死的人数在增加。

但是，如果降低胆固醇，免疫功能就会下降，那么，癌症就会恶化，也容易感染其他疾病。也就是说，死于心血管疾病的人减少了，但死于癌症、肺炎的人却增加了。

事实上，有很多调查结果表明：胆固醇高的人更长寿。但几乎没有与之相反的调查结果。

人一旦上了年纪，器官的功能就会全面下降。很多时候，即使只治疗某个器官，身体其他方面也会出现问题。这个脏器治好了，但整体不健康了的情况时有发生。

🧰 尽量少吃药，记住"是药三分毒"

按器官分类诊疗的弊端还体现在药物使用过量的问题上。

比如，检查后发现您血压高，循环内科就会开降压药；泌尿科医生根据您的尿频症状，也会开药；如果发现您血糖高，内分泌科还会开药……不同的专科医生会开不同的药，等您回过神来，会发现自己已经服用了十几种不同的药——这种情况是经常发生的。

持续服用大量药物会怎样呢？很明显，会对身体造成极大的伤害。因为药也是毒，特别是年纪越大，多药并用的危害就越明显。

当然，也有不得不吃的药。因此，也没有必要把所有的药都停了。为了不降低日常生活的水准，只服用最小限度的药物，这才是幸龄者吃药的正确方法。

没有长生不老药，
只有在身体不适时才吃药

日本几乎没有大规模的比较调查数据，可以说坚持服药也不一定能保证长寿。

因此，按照自己的想法来生活是最好的。

如果您对医生说："即使数值很高，我也想以健康生活为优先。"但他却不听您的，那他就不是什么了不起的医生。对于这样的医生，我们最好远离。

有的患者会看医生的脸色行事，说"因为是医生说的"或"因为会让医生觉得不好"。但是，医生也没有关于吃药就能长寿的确凿证据。

本来药物是身体不舒服的时候，为了让自己舒服点而吃的东西，现在却变成了为长寿而吃，但这一说法并没有很好的调查研究作为数据支持。

身体不舒服的时候，不用忍耐，吃药就好。

如果头痛，不要忍耐，吃头痛药就行；如果胃痛，就吃胃药。必要的时候，吃必要的量，这才是正确的对待药物的方法。

预防的药，得病后就不需要了

我的一个观点是，人一旦过了 80 岁，就需要有另一种思维，即变化后再治疗。这里说的"变化后"是指上了年纪后、动脉硬化后。我认为，如果真的有变化了，就必须改变以往的治疗方式。

下面以动脉硬化为例进行说明。

动脉硬化是指动脉血管壁变厚、变硬。长期以来，人们认为这是血管中过多的脂肪堆积形成的，但现在普遍认为是综合因素导致的，是由于血压高、胆固醇高，血管产生慢性炎症，导致了血管壁变厚变硬。

在如此狭窄的血管中，由于脂肪而变得非常黏稠的血液在流动时，会发生什么呢？很容易想象到会发生堵塞吧。

如果是环绕在心脏周围的冠状动脉堵塞所引发的，那就是急性心肌梗死；如果是脑动脉堵塞所引起的，那就是脑梗死。

为了预防动脉硬化，自然要进行降低血压、血糖和胆固醇的治疗，各种研究表明，这样可以延缓动脉硬化。但是，无论采取怎样的预防措施，都无法抵抗年龄的增大。在我工作的浴风会病院的解剖案例中，不存在过了80岁还没有动脉硬化的人。

对于动脉硬化已经很严重的人来说，这种预防性治疗会起到相反的作用。

血管本来就狭窄，血压下降后，血液的流速就会变慢，血流就会不畅。这样一来，血液内的氧气和营养成分就无法输送给全身的细胞。

这种情况下，受伤害最大的是大脑。如果氧气和糖分无法到达大脑，就会发生低氧、低血糖的状况，出现头脑昏沉、意识模糊等症状。当然，也有可能使痴呆症进一步恶化。

总而言之，我认为动脉硬化后，将血压和血糖控制在较高的水平会使老年人更健康。

是做个垂头丧气的老年人，还是如往常一般健康地生活？

关于血压、血糖、胆固醇，我再说几句。

高血压、高血糖、高血脂被称为"三高"。正如前面谈到的，它们是引发急性心肌梗死、脑梗死、卒中的风险因素。

当然，也可以吃药降低数值，但这会引起身体酸痛、头脑昏沉等症状。此外，还会引起免疫功能下降，容易导致各种疾病发生。

即便如此，仅仅为了降低血压、血糖、胆固醇，很多人还是要吃药，您不觉得奇怪吗？

还有一个问题，希望大家也能思考一下。

　　那就是，血压和血糖的数值即使降低了，患癌症的风险也不会减少。不仅如此，由于免疫功能下降，患癌症的风险反而会提高。特别是胆固醇是免疫细胞的重要组成材料，有调查数据显示，胆固醇越高越不容易得癌症。

　　那么，为什么医生要降低血压、血糖和胆固醇呢？这源于适用美国型的治疗原则。

　　美国人死因排在第 1 位的是急性心肌梗死，因此降低血压、血糖和胆固醇会使人长寿。但是日本人的死因排在第 1 位的是癌症，这和美国人的情况和疾病的构造都不一样。尽管如此，我们的医院还是特意采用了美国型，不觉得很奇怪吗？但是，这就是日本医疗的现状。

　　关于胆固醇，我也想再讲一下。

　　如果降低胆固醇数值，以此为材料产生的雄性激素也会减少。雄性激素是维持身心健康不可或缺的成分，如果减少了，人的精气神和热情就会消失。肌肉力量下降，情绪也会变得不稳定。

　　一听到雄性激素，人们可能只会把它放大到性方面，其实对于人类的年轻态、活力来说，它是非常重要的。

也就是说，降低血压、血糖、胆固醇，对动脉硬化有效，但人的活力会被剥夺，患癌症的风险也会随之提高。

是成为没有精气神的幸龄者，还是不吃药保持现有的生命活力呢？

也许很多人的选择是吃降低血压、血糖、胆固醇的药，尽管这样会降低生活质量。

如果患上癌症，更要注重生活质量

从变化后再治疗这一点来看，我认为幸龄者没有治疗癌症的必要。就算我现在得了癌症，只要不是疼痛的根源，不是特别影响食管等器官的通畅，我就不会切除。

癌症是从一个细胞开始癌变，然后一点点变大。据说变成 1 厘米大的病灶需要 10 年左右的时间。如果癌症发生转移，这 10 年间癌细胞肯定在转移。并不是"在 1 厘米内发现就很幸运"，而是当时应该已经转移到某个地方了，只是因为太小找不到而已。

"癌症 3 年后复发",并不是因为没能切除癌症病灶,而是因为切除时癌细胞已经转移,而且扩散的范围越来越大。

我之所以决定不切除癌细胞,就是这个原因。

特别是 80 岁以上的幸龄者,我认为没有必要做手术。因为年纪越大,癌症扩散得就越慢,也越不容易转移。既然如此,那就什么都不要做,放任不管就好了。

其实几年前我就被查出体内有癌细胞,只是没有发现明确病灶而已。而且今后也会一点点恶化,但不会一下子恶化。

癌症的治疗并不简单。无论是手术切除还是化疗,对身体的伤害都是巨大的,患者体力也会大幅下降,特别是那些上了年纪的人,很有可能再也过不了原来的生活。

切除癌细胞? 不切除癌细胞?

是切除了癌细胞的人更长寿,还是不切除的更长寿呢？

老实说，我不知道答案。因为日本医学界没有做过大规模的比较调查。切除癌细胞可能使人会长寿，不切除也有可能长寿。

但是，从经验上来说，切除癌症病灶会让人失去活力。因为在大多数情况下，器官的一部分也会和癌细胞一起被切除。

例如，为了治疗胃癌而切除一半或三分之二的胃是家常便饭。

乳腺癌，过去一般的治疗方法也是摘除全部乳房。对此，近藤诚医生认为："这种疗法的治愈率和保守疗法一样，那摘除乳房不就成了外科医生的一种犯罪行为吗？"他的观点掀起了一场风波。自反对他的教授们全部退休之后，日本也把保守治疗法作为标准治疗了。

肺和其他器官也是同样的情况。

年轻时还好，过了 80 岁，人一旦切除了器官，肯定不能再像以前那样生活了。

老年人最好不要接受癌症治疗的理由还有很多。

随着年龄的增长，其他器官也有可能患有癌症。即使切除了一个病灶，也极有可能马上发现其他病灶。实际上，根据浴风会病院的剖检结果，几乎没有过了 85 岁的人没患有癌症的。

接下来的一个选择题是：即使知道这一点，还是要切除吗？

医生应该也明白这一点。但是，他们只会说"如果手术成功，就能长寿哟"，而不会说"但是您的身体会变得虚弱"或者"也许不久还会出现其他癌症病灶"。这是因为消除摆在眼前的癌症才是专科医生的工作。

顺便提一句，根据近藤诚医生的说法，也有不切掉多余器官，只完美地切掉癌症病灶的医生。但是据说这样的超级医生只有 5 人左右，我们可能很难遇到。

🩺 不存在零风险，病了就是病了

我说过，我的血糖很高，开始步行后我的血糖开始下降，除此之外，其实我还患有多种疾病。

虽然我比幸龄者年轻 20 来岁，但我仍然依赖药物。

一种是降压药（降血压的药）。以前，我的血压有220mmHg 左右，但自己没觉得有什么问题。但是医生说："有心脏肥大的倾向。"血压高是心脏拼命输送血液导致的，因此心脏的肌肉就会生长、变大。为了减轻心脏的负担，我决定服用降压药来降低血压。

一开始我按照医嘱把血压降到了正常值，但感觉身体变得虚弱无力，头也昏昏沉沉的。所以，我决定将血压控制在比较高的 170mmHg。

但是，过了 5 年左右，我心脏的状况变差。稍微走几步就气喘吁吁，一爬楼梯胸口就砰砰作响。医生诊断为心力衰竭。

"啊，我要完蛋了吗？以后不能去旅行，也不能爬楼梯了。"

虽然心情变得黯淡，但是我还是不想放弃。尝试了多种药物后，利尿剂起了作用。尽管上厕所的次数增加了，但症状有所改善。

这个事情给我带来了新的认知：原本让人害怕的事情，也不过就那么一回事！

虽然生病很可怕，但也有应对的方法。从这个意义上讲，我发现与其在还没得病时就让自己极度不安，还不如想：病了就病了，这是没有办法的事情。这样想可能更幸福一些。

世界上没有任何可能性为零的事情，零风险是不存在的。

害怕也好，躲避也好，要得病总有一天会得。既然如此，与其害怕风险，缩小自己的生活空间，不如尽情地去做自己想做的事，悠然自得地过好属于自己的每一天。

如果病魔真的来了，那就只有横下一条心，认真应对。

我认为这样的生活方式能让我们快乐安稳地度过每一天，大家觉得呢？

体检真的很可怕，幸龄者用不着过度体检

关于体检，我再多说几句。现在 80 多岁的幸龄者是非常重视体检的一代，他们对体检的态度非常坚决。

　　的确，体检对于 60 岁之前的人来说意义重大。但是对于 80 多岁的幸龄者来说，我认为几乎没有什么帮助。

　　为什么呢？我来说说我的理由。

　　首先，关于"正常"和"异常"的分界线。

　　所谓体检数值的"正常"，多数情况下是以平均值为主，是约 95% 的人的数值；"异常"则是指超出这个范围过高或过低的人的数值。

　　数值本来就因人而异，根据体质和环境的不同都会有所不同。年轻人和老年人的数值范围不同，体形和性别不同、职业不同，数值范围也不一样。

　　有些人即使是数值正常也会生病，有些人即使数值异常也不会生病。

　　日本没有因为体检数值不好就不能长寿的证据。

　　也就是说，正常和异常的数值范围是因人而异的。

　　进一步说，过了 80 岁还很健康的人，本身就是健康（正常）的证据。

　　但是，如果医生不观察患者，只看数值就作出诊断，结果会怎样呢？如果医生指导患者为了达到正常值而服药，结果又会如何呢？

答案很明显：大概患者之前的健康和活力都会受影响吧。

📋 血压的数值跟血压高没有关系

在体检的数值中，血压、血糖、胆固醇的数值，红细胞数等，都与疾病有因果关系。

这就是贯彻降低血压的健康指导的意义。

降到多少才算正常呢？目前还没有定论。

以前如果血压在150mmHg左右，血管会破裂，但那是1955年—1965年日本人营养状态不良的时候的情形。

在营养状况改善的现代，只要没有动脉瘤，即使血压到了200mmHg，血管也不会破裂。80多岁的幸龄者也一样。现在七八十岁的日本人在第二次世界大战后喝过脱脂奶粉，所以血管很结实。

但是，这也是因人而异的。如果血压180mmHg就会头痛、恶心、晕眩，那么对这个人来说，180mmHg就是偏高了。这个时候还是请医生开降压药吧。

　　总之，仅凭数值就判断"异常"而持续服药的选择是错误的。按照自己的身体状况来选择是否服药，才是幸龄者明智的选择。

新型冠状病毒带来的教训——老年人的病情为什么会加重？

　　很遗憾，新型冠状病毒导致了不少人死亡，据说其中很多是老年人和有基础疾病的人。

　　在奥密克戎毒株肆虐的第 6 波刚开始扩散的时候，也有观点认为，即使感染者增加，重症患者和死亡人数也不会太多。但是，这种预测被"打脸"了。2022 年 2 月 17 日，《朝日新闻》早报的头版头条刊登了这样一篇报道：《老年人感染面扩大，死亡人数剧增》。报道说年轻人中重症患者和死亡者很少，但 80 岁以上的人死亡率增加了。

　　报道中还提到了这样的数字："感染者的致死率

随着年龄的增长而上升，40 ～ 50 岁为 0.03%，60 岁为 0.32%，70 岁为 0.94%，80 岁以上为 3.48%。截至 2022 年 2 月 8 日，累计死亡人数达 19410 人，其中按年龄顺序，死亡最多的是 80 岁以上的老人，占 59%，其次是 70 岁以上的老人，占 23%，60 岁以上的老人占 9%。"

为什么 80 岁以上的老人容易感染新型冠状病毒呢？

主要是因为年纪越大，免疫力越低，抵抗力越弱。还有一个原因是，老年人中本来患有基础病的人就很多。

这种情况不仅限于新型冠状病毒感染，死于感冒（包括流行性感冒）的人也是一样的。由于免疫力低、抵抗力弱，细胞受到病毒侵袭，导致功能不全而死亡。或者因为患有基础病，健康人很容易击退的"敌人"，但患有基础病的老人却会受到致命的打击。

社会上盛传"疫苗就是希望"。事实上，疫苗很重要，提高免疫力也很重要。

但是，与此相对，推出的政策却是要"自我克制"（不要外出）。结果，老人的免疫力下降，大脑功能和腿部的肌肉力量也衰弱了。

听说在奥密克戎毒株引发的第 6 波疫情中，很多患有肺气肿和心力衰竭等疾病的人病情恶化。肺气肿患者本来就支气管脆弱、哮喘严重，感染了新型冠状病毒后，就会引发上呼吸道炎症。对于肺功能低下的人来说，这就造成了相当大的影响。

心力衰竭患者也是一样，心脏的功能还没有完全恢复，身体处于虚弱的状态，再感染上新型冠状病毒，自然会感到痛苦。

患有基础疾病的人，身体就像随时会发生火灾一样，细胞忙于"灭火"和"修复"。在这种情况下，新的病毒侵入，到处"纵火"（引发炎症）。这样一来，一开始的"火苗"就会变成"大火"，无法被扑灭，"火势"越来越大。

在免疫力低下、患有基础疾病的人体内，就会发生这样的情况。

糖尿病治疗促进了阿尔茨海默病的发展

撇开正题，我想再讲一个有趣的故事。

现代医学认为，糖尿病患者容易患上阿尔茨海默病（阿尔茨海默病是痴呆症最常见的类型）。但是，我对此抱有很大疑问，我相信的说法是：糖尿病的治疗导致了阿尔茨海默病！

在我工作的浴风会病院，因为知道糖尿病患者和其他患者的生存曲线没有什么变化，所以采取的方针是：针对老年人的糖尿病，不予积极治疗。也因此，我们后来发现了糖尿病患者不容易得阿尔茨海默病。在浴风会病院 3 年的遗体剖检中，没得糖尿病的人患上阿尔茨海默病的概率是糖尿病患者的 3 倍。

九州大学以福冈市久山町为样本，进行了长期的研究，得出了这样的结论：糖尿病越是难治（也就是必须大量使用药物和胰岛素）的患者，越容易患上阿尔茨海默病。

也就是说，现实所发生的事情（糖尿病治疗促使病人患上了阿尔茨海默病）与医学界的定论正相反。

因为糖尿病是人体无法控制血糖的疾病，所以需要借助药物和胰岛素来控制。但是，如果血糖恢复到正常水平，就会出现低血糖现象，大脑就会出现无法摄取糖分的时间段。我的假设是：这对大脑来说是很大的伤害，也是导致阿尔茨海默病的原因之一。

低血糖也是如此，对于老年人来说，血糖不足的危害远远大于血糖偏高。

世界上各种各样的数据显示：微胖的人更长寿——这一事例也可以作为上述结论的佐证。

过了80岁，与其担心代谢综合征，不如以微胖为目标。

我说要吃自己喜欢的东西，理由就在于此。

🩺 因为医学不完善，
所以应按照自己的想法生活

正如我前面提到的，医学是不完善的，现在的常识很可能在几年后就不是了。

例如，过去人们认为人造黄油对身体有益，因为成分是植物性油脂，所以绝对比动物性油脂好。但是现在，很多人认为人造黄油中含有的反式脂肪酸不好，对它敬而远之。

诸如此类，医学常识和健康常识是会发生变化的。

恐怕 10 年或 20 年后，诱导多能干细胞（induced pluripotent stem cell，简称 iPS cell）[1] 就能真正发挥作用了。这样一来，将 iPS 细胞贴在皮肤上便能使其恢复活性，返老还童，或者将 iPS 细胞贴在血管上治疗动脉硬化，动脉血管的弹性也能恢复如初。甚至，用头发培育心脏，然后将心脏移植到自己身上的科学幻想也会成为现实。

像这样更换器官的话，人类应该可以活到 120 岁左右。

但是，即使到了这样的时代，大脑也很难被替换。因为即使培植了新的大脑，其内在也是空的（0 岁）

1　通过向皮肤成纤维细胞的培养基中添加几种胚胎干细胞表达的转录因子基因，诱导成纤维细胞转化成的类多能胚胎干细胞。——《细胞生物学名词（第二版）》。（译者注）

状态。

虽然 iPS 细胞的例子只是假设，但可以肯定的是，现在已经进入了一个依靠医疗就能够延长寿命的时代。

但是，像这样依靠最新的医疗技术，尽可能地延长寿命就是幸福吗？

我说一下我个人的见解：我是不喜欢的。

我不认为身体年轻但大脑模糊的状态是幸福的。确确实实，它可能没有像治疗高血压和糖尿病那样，让身体经历那么多痛苦。

即便如此，既然已经老了，那就要接受这个事实。患了痴呆症后，可能认不出所爱的人了，甚至连自己都有可能不认识，还会受到多种疾病的折磨……尽管如此，我还是想接受这一事实，享受当下能做的事情，活出自我。

第二章

跨越老化的关卡

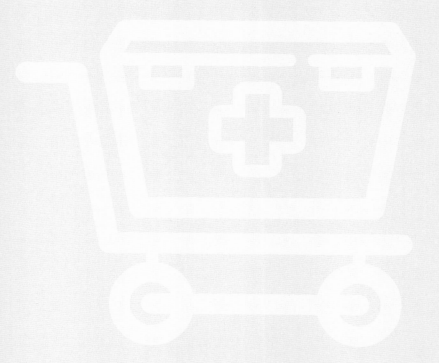

🛒 为老年人提供医疗服务的经历是我的资本

首先来谈一下我曾经工作过的浴风会病院。

浴风会病院创立于大正时代（1912 年—1926 年）关东大地震时，是一所救助失去孩子的老年人的机构。当时，东京帝国大学（现在的东京大学）内科教授稻田龙吉先生说："如果能建立日本第一家公共老年人护理机构，那就作为日本最初的老年人医学研究设施吧。"同时设立了诊疗所，从东京帝国大学挑选了 4 名医生专职于此。

当时东京帝国大学的地位比现在的东京大学高得多，因此，我们也能知晓稻田教授的影响力。

由此开端的浴风会病院积极开展针对老年人的健康

检查，积累数据。此外，他们还对死者的遗体进行解剖，寻找患者本人和医生都没有注意到的病变。

稻田教授在日本人平均寿命只有 40 岁的年代就认为"今后将是一个老龄化问题严重的时代"，并预测到了如今这样的超老龄化社会即将到来。当时，即使在医疗发达的美国和欧洲国家，也没有正儿八经的老年医学学科，稻田教授可以说是独具慧眼。

浴风会病院在老年人医疗领域开创了世界先河。第二次世界大战后，GHQ（盟军最高司令官总司令部）进入日本的时候，日本的解剖检体已经有 2000 具左右，这对世界的老年医学也做出了巨大的贡献。

这本书除了大量吸收浴风会病院的知识成果外，也囊括了我 30 年的临床经验。

🛒 明天死去也不后悔的生活方式：
戒掉三个错误习惯

我认为，过了 80 岁的幸龄者，不应该去抵御衰老，而是应该接受衰老这一事实，以这样的态度去对待生活才会幸福。

如前所述，解剖 85 岁后去世的老人的遗体，可以发现他们身体的某个部位会有癌细胞，大脑有阿尔茨海默病的病变，血管有动脉硬化的现象。但是，其中有很多人并没有意识到这一点就去世了。

也就是说，幸龄者体内带着多个"病芽（灶）"。

这些病灶不知道什么时候发作，可能人今天很健康，明天就变得不健康，也有可能突然死去。

虽然听起来有些冷漠，但我认为还是接受这个事实比较好。

在此基础上，我建议选择一种即使明天死去也不会后悔的生活方式。

即使明天死去，也不会后悔的生活方式是什么呢？

那就是不要过度克制和勉强自己。

在我们每天的生活中，会有很多需要克制和勉强自己的事情，但我认为，以下三件事最好马上放弃：

① 勉强自己吃药。

② 克制饮食。

③ 克制爱好。

关于①勉强自己吃药的问题，我在前一章讲了很多，这一章就不赘述了。

在这一章中，我举具体事例来谈谈②克制饮食，以及③克制爱好的问题。

🛒 不要克制饮食，想吃就吃

很多人会克制自己去吃想吃的东西。减少食量，避免吃咸的和甜的食物，少吃油腻食物等做法都是很常见的。

因为在社会常识中，肥胖会损害健康，盐分、糖分、脂肪被称为"三大祸害"。

但是，真的是这样吗？

我们也可以认为，"想吃"是一种身体的需求，因为老年人的内脏器官功能下降，所以可能才会产生这种需求。

盐分就是如此。人如果没有钠（盐）就无法生存，老年人的肾脏会排出盐分，引起血液中盐分不足。

肾脏有储存钠元素的功能，如果钠元素不足，就会留存钠元素。但是肾脏一旦老化，留存功能就会下降，就会"吐"出来，这种现象会导致人体盐分不足。

于是，容易发生低钠血症（血液钠浓度不足）。为了防止这种情况发生，身体会想要获取盐分。

饭量也是如此——虽然这么说很啰唆，但全世界都有"微胖的人更长寿"的数据支持。也就是说，身体知道有点胖是件好事，于是它通过大脑传达了"想吃"的信号。

的确，我们在 60 岁之前摄取过多盐分或身体太胖，都有可能损害健康。但是，如果已经是快 80 岁的幸龄者了，我想还是暂时忘掉这个常识比较好。

通过克制饮食来减肥可以说是缩短寿命的行为，因为营养不良会加速衰老。

当然，您也没有必要勉强自己吃，我强调的是如果想吃，就不要克制，想吃就吃。

诚实地倾听来自身体的声音——对于 80 多岁的幸龄者来说，这是最好的保健方法。

我们的身体其实构建得非常好，只要相信它就可以了。

顺便说一句，前面提到的低钠血症会引起意识障碍和痉挛等。

很多上了年纪的司机正常状态下开车是不会逆行或超速的，之所以会发生这类违规的行为，很有可能是因为低钠血症导致了意识丧失，也可能是血糖和血压过低而引发头脑昏沉……总之，原因有很多种。

🛒 不要克制爱好，尽兴而为

您是否有过这样的经历：明明很想做某事，但一想到自己都一把年纪了，就放弃了做这件事的想法。

但我还是认为，不要放弃自己想做的事情，尽量去做就好。

例如，性可能就是其中之一。按照社会常识，这样可能会被指责为"老不正经"。但是，从健康的角度来说，我觉得可以积极一点——这样会增加雄性激素。

几年前，在歌舞伎町（东京的娱乐中心之一）发生了一起逮捕销售非法淫秽DVD的店员的事件，引起了人们的热议，因为常客中有很多老年男性。据报道，店里常备老花镜和放大镜，逮捕现场还发现了一位年过八旬的男性。今年1月末又发生了同样的事情。

虽然不推荐购买非法DVD，但这与儿童色情片不同，销售色情影片在欧美是合法的。想看这些影片表明身体健康，从某种角度来讲，因其能提高雄性激素的分泌，说它是"活力之源"也不夸张。

当然，想做的事情并不只限于性生活，尽兴而为也不只限于老年男性。

如果觉得"很有趣""看起来很有意思"，就不要克制自己，可以不断去尝试。

雄性激素是活力之源——
做想做的事，让大脑和身体充满活力

对某些事感兴趣是大脑年轻的证据。实际上，只要保持这一点，大脑就会变得活跃，身体也会更有活力。

从雄性激素的角度来看也是这样。随着年龄的增长，男性体内雄性激素的含量自然会减少，但医学方面的研究数据证明，体内雄性激素含量高的人更健康。

我们可以通过高蛋白质饮食和运动习惯，在一定程度上保有雄性激素。比如肉中含有胆固醇，胆固醇是合成性激素的原料，因此经常吃肉的人更能保持活力。这就是为什么长期服用降低胆固醇的药物容易导致 ED（勃起功能障碍）。

以 80 岁之龄成功登顶珠穆朗玛峰的三浦雄一郎，可以说是活力的代名词。让其名声远扬的另一件事，是他经常往体内注入一种雄性激素——睾酮。

三浦先生 76 岁时因滑雪摔倒而受了重伤，导致大腿骨和骨盆骨折。住院后，他的肌肉力量下降，气力也随之减弱。据他说，能从这个状态恢复至正常，与注入雄性激素和服用 ED 治疗药他达拉非片有很大关系。众所周知，他达拉非片和伟哥等 PDE5 抑制剂具有缓解动脉硬化的作用。

当然，坚持训练（运动）、没有放弃攀登珠穆朗玛峰的目标，也是三浦先生保持活力的秘诀。

🛒 让大脑兴奋，会"返老还童"

人上了年纪，不仅肌肉和内脏器官会老化，大脑也会老化，痴呆症就是这种老化现象之一。其中，最常见的是阿尔茨海默病，患者在做脑部检查时能发现大脑某些部分甚至是全脑萎缩。解剖大脑的话，就能看到海马体和前额叶出现了萎缩。海马体负责记忆，前额叶负责认知、情感、行动和判断。

人类要想活得像个人，最重要的部分就是前额叶。

如果人的前额叶功能衰退，在日常生活中会产生以下变化：不想思考，无法很好地控制情绪，喜怒哀乐变化无常，欲望衰退，无法集中精神，等等。

人的身体构建得很好，不使用的功能会逐渐退化（被称为"失用性萎缩"），但只要使用就会恢复活力。大脑的这种倾向尤为明显。也就是说，如果任由其衰弱，大脑的功能就会逐渐衰退，但如果奋起使用，就能使其活跃起来。

最有效的方法就是做自己想做的事——对于前额叶来说，这是一种刺激，可以激活大脑。

越是让人觉得开心、有趣的事情，对大脑来说越刺激。相反，如果做无聊的事情，强迫自己克制，大脑就会变得迟钝。

是克制自己，每天无聊地生活，让大脑萎缩下去，还是做自己想做的事，每天充满活力，让大脑活跃起来呢？

做自己想做的事，是防止大脑老化的必要手段。

不要压抑情欲

关于性欲，我再说一说吧。虽然日本人容易把性欲视为禁忌，但性欲本来就是自然的欲求，是非常重要的。

遗憾的是，性欲会随着年龄的增长而下降。特别是男性，由于雄性激素减少，会实实在在地下降。女性随着年龄的增长，雄性激素会增加，性欲则可能有所提高。

有性欲并不是一件羞耻的事，无论男性还是女性，如果可能的话，都应积极对待。

不久前，报纸《烦恼咨询》上刊登了一位 79 岁男性的投稿。他的烦恼是："我每天都自慰是不正常的吗？"

我忘记了回复者的答案，如果让我来回答，我会这样建议：

"这并没有什么异常，我认为这是一件很棒的事情，这是雄性激素分泌充足的证明。与其感到害羞，不如好好享受。不知道这能持续多久，但是，享受当下，不也是这个年纪特有的生活方式吗？如果不趁着能享受的时候好好享受，就是损失。而且雄性激素分泌多还能提高判断力和肌肉力量，有助于保持年轻。"

女性也一样，没有必要认为自己这样是"不稳重"的。

性欲，有的人有，有的人没有，这是个体差异。无论是寻求新的伴侣，还是找比自己年轻的对象，我认为都没有必要纠结。

🛒 有钱人的悖论：想再婚却结不了婚

不要克制自己，享受当下，再婚也是一种选择。

有一个矛盾的现象，我称之为"有钱人的悖论"。那就是，有财产的人说"想再婚"，孩子们会反对他的这种想法，没有财产的人说"想再婚"，孩子们会祝福他。

如果老人有财产，孩子们就会说："爸爸，您不能再婚，对方肯定是冲着您的财产来的。"相反，如果老人没有财产，孩子们就会说："有这么好的人，您不会感到寂寞，晚年也会过得很幸福。"孩子们也许这样想：护理父亲的事，那也就拜托您了。总之，他们是很高兴的。

那么，到底哪一方更幸福呢？

我见过很多老人，我认为他们中的很多人是因为有钱而变得不幸。其中最大的问题出在孩子的身上。再婚，可以说是众多情况之一。

70～75 岁的老年人，如果有再婚的意愿，很多人会努力说服孩子同意，但年满 80 岁的幸龄者，却有很多会因为孩子的反对而放弃。

放弃再婚后，过着寂寞的日子，不久身体也会变得不能自由活动，生活需要有人来护理。即便如此，说过"不能再婚"的孩子却未必会来照顾您。

　　然后，留下钱财驾鹤西归，随之发生的便是孩子和亲属围绕遗产争斗。虽说很少会发展成电视剧演的那样，但家庭关系一旦牵扯到金钱，就会开始出现不和谐。

　　即使是数百万日元（约人民币 5 万元～ 50 万元），也会变成这样。因为这就是人类的本性。父母在世时，兄弟俩关系很好，父母死后，兄弟关系却变得疏远，可以说多半与金钱有关。

不留钱财给孩子，有钱就花

　　我认为上年纪后最大的财富是回忆。

　　人随着年龄的增长，身体会逐渐变弱，行动范围也会变小。最后，大多数日子都会躺在床上度过。到了那个时候，支撑生命的动力可能就是回忆："那段日子真的很开心。"

　　如果您有足够的钱留下来，那就请把钱花在回忆上，或者花在自己的幸福上。

前面也说过，把钱留给孩子并不见得是一件什么好事。因为是自己赚的钱，或是和配偶一起积攒的钱，所以，用在自己身上理所当然。

年满 80 岁的幸龄者，什么时候生病，什么时候不能走动，都是无法预料的事情。也有可能明天就会驾鹤西归。

为了让自己度过一个不悔的人生而花钱，我认为这是一个幸福的选择。

如果您有 500 万日元（约人民币 25 万元），或许可以选择通过乘坐豪华游轮环游世界这样的方式来花掉它。

顺便一提，据说日本现在的个人金融资产有 1900 万亿日元（1 万亿日元约合人民币 500 亿元），老年人拥有 1200 万亿日元左右。因为老想着"要给孩子们留钱""自己活着也需要用钱"，所以总是舍不得花钱。

社会经济运转不起来，是因为资金没有流动。我做个假设，也许可以说是谬论，假设继承税率为 100%，情况会怎样呢？

"与其交税，还不如把钱花出去。"

可能大家会开始疯狂花钱。这样一来，老年人就会充满活力，健康寿命也会延长，国家整体的医疗费用也会下降。果真这样的话应该是好事一桩，日本的经济不景气问题和老龄化问题也许也会逐步得以解决。

通过征收继承税还可以减免消费税，这样也会减少年轻一代的生活负担。

虽然这个话题有点大，但不管怎么说，为了把财产留给孩子，去克制自己做想做的事情，这是本末倒置。这会让自己过得不幸福，也会让孩子不幸福，对日本来说也不是幸运的事情。

🛒 上了年纪不易感动——
这不是衰老，而是经验和智慧的提升

年纪越大，大脑就越追求强烈的刺激。在预想的范围内，大脑的工作是有限的，因为它觉得很无聊。

比如，人年轻的时候，看到筷子掉了会觉得奇怪，对看到的、听到的都会觉得很新鲜。但是，随着经验的积累，我们对身边的事物习惯了之后，感情也会渐渐淡薄。

前几天，我和一位患者进行了如下对话。

患者："医生，我的脑袋是不是有点不对劲？"

我："怎么了？"

患者："我看电视上的搞笑节目，一点都不觉得好笑。听年轻艺人说话，也不觉得好笑。是我脑子有问题吗？"

我："您一直都喜欢看搞笑节目吗？"

患者："是的，特别喜欢。现在，我都还经常去难波大花月[1]。以前我都能捧腹大笑，可现在看电视也笑不出来了。"

我："哈哈哈哈。这不是您脑子有问题，是艺人的错。我看他们的表演时也不会笑，因为他们的水平还没有到入门级。就像在电视上看业余棒球赛一样，懂行的人不会笑的。"

患者："那我的脑袋是正常的呀，这太好了。"

年龄的增长意味着经验和智慧的提升。一点刺激是无法让人感动的。

1　一家专门上演喜剧的豪华剧场。（译者注）

年轻的时候，一碗 350 日元（约人民币 18 元）的牛肉盖饭就能让人激动，上了年纪，如果不是真正的美味佳肴，是无法让人有所触动的。第一次看到东京塔的时候很激动，但上了年纪之后，如果不是亲眼看到像埃及金字塔那么足够令人震撼的世界遗产，是无法让人激动的。

这就是眼界宽了、舌头刁了的缘故。

社会上忽略了这个事实。很多人认为，上了年纪大脑就会衰退，很难感动，这是大错特错。

正确的说法是，随着年龄的增长、经验和智慧的提升，我们会追求更高水平的东西。也因此，只有在强烈的刺激下才会怦然心动。

我之所以会说"把钱花出去吧"，也与此有关。因为追求高水平的东西，就需要相应的金钱。为了留下美好的回忆，为愉悦自己心灵而花钱，这是幸龄者的资产活用。

🛒 可以喝酒，但要适可而止

我说："想做的事就不要克制，尽情地去做。"就会有人问我："那抽烟呢？""那喝酒呢？"

对于这些问题，我是这样回答的："可以适量享受其中的快乐。"

也就是说，要在自己能控制的范围内享受。

关于酒，日本人本来就不是酒量大的体质，所以不会像欧美人那样喝到大脑都被破坏的程度。因此，在自己能享受的范围内喝酒是没有问题的。

但是，应该避免连续饮酒。连续饮酒不是每天都喝，而是一整天都喝。早上起来就喝，中午也喝，傍晚觉得无聊还喝。有些老年人因为时间充裕，一整天都在喝酒。这是绝对要避免的。

考虑到酒精对身体的伤害，还是享受晚酌比较明智。

过度饮酒会导致脚下不稳，有摔倒的风险，跌倒会导致骨折，人一下子衰老的悲剧不在少数。

📷 烟可以不戒，焦躁更贻害无穷

或许您会感到意外——随着年龄的增长，吸烟的危害其实会降低。

浴风会病院的数据显示：老年人无论抽烟还是不抽烟，生存曲线都不会改变。

这里面有一点玄机。其实，那是因为吸烟而早死的人，在成为老年人之前就已经去世了。

也就是说，通过吸烟一直活到 80 岁的幸龄者，无论从现在继续吸烟还是戒烟，寿命都不会改变。

我想介绍一位我认识的 82 岁幸龄者的例子。

这位幸龄者是一天要抽两包烟的烟鬼。有一天，他查出了肺癌，医生劝他戒烟。从那以后，虽然他也戒了烟，但癌症的事却一直在他的脑海中挥之不去，让他感到郁闷。再加上戒烟带来的焦虑，双重打击让他陷入了抑郁状态。

我实在看不下去了，就劝他"抽根烟试试"。因为吸烟会导致肺癌，但吸烟是否会导致癌症恶化目前还不清楚。

这位幸龄者说："是啊，反正都要死，不如做自己喜欢的事而死。"于是他又开始吸烟。

结果如何呢?

这位幸龄者在那之后又活了 10 年，活到了 92 岁。最后不是死于肺癌，而是脑出血。

吸烟会引发癌症，但吸烟并不会导致癌症的扩散。也就是说，虽然戒烟能有效预防癌症，但患癌症后，戒烟不仅没有意义，甚至还可能会起反作用。

精神稳定才能提高免疫力，抑制癌细胞。这点老年人要充分考虑清楚。

🛒 赌瘾难戒

因为赌博具有不确定性，所以能有效预防人的大脑老化，但也存在一个大问题。

患有赌博依赖症的老年人还真不少。这与前额叶的退化也有关系，如果无法控制自己去赌博，生活就会有变得一团糟的危险。

举个例子，有一名男性患有弹珠机依赖症，在发放养老金的那一天，他把钱都输光了。那个老年人有妻子，但是因为夫妻俩没有存款，所以那一个月，他们俩就过着几乎不吃不喝的生活。受到打击的妻子患了抑郁症，来到了我的医院。照这样下去，他们的生活简直就是人间地狱。

虽然我说过，对于自己喜欢的事、想做的事，不必克制，但前提是要在自己能控制的范围之内。破坏生活、伤害他人而去做自己喜欢的事，则不在本书的讨论范围之内。

赌博一方面可以防止老年人大脑老化，另一方面，其让人快乐的因素过强，有可能会导致刹车失灵，所以我并不建议老年人赌博。

玩一些不花钱的游戏，我认为这是老年人的明智之举。

🛒 老人开车可能更安全，
能做的事就不要放弃

关于老年人能否开车的问题，我认为还是继续开车会比较好。

如果对开车没有自信，可以不开车，但我认为没有必要交还驾照。为什么要主动放弃自己能做的事情呢？我觉得这很不可思议。

老年人要保持住自己拥有的能力，能做的事就不要放弃！

我认为这是跨越人生 80 岁关卡的必经之路。

对 75 岁以上的老年人司机的认知功能检查义务化，这本身就违反了宪法。很多发达国家都有《禁止年龄歧视法》。该法案 1967 年由美国率先发起，接着是加拿大、澳大利亚、欧盟各国，2002 年邻国韩国也开始实施禁止年龄歧视的法律。但是日本目前还没有这方面的法律。

虽然这一法律禁止了关于雇佣的歧视，但是，在社会的方方面面，都可以看到年龄歧视的现象。认知功能检查就是其中之一。

所谓歧视，是指对特定的人断定"是××"。

让 75 岁的老年人接受认知功能检查，就等于认定老年人的认知功能衰退，开车很危险，这完全是年龄歧视。

如果让老年人接受认知功能检查，那就应该让所有年龄层次的司机都接受检查。因为，引发交通事故的不仅仅是老年人。

20 岁的大学生开着进口豪车四处游玩，还在高速公路上飙车，导致他人意外死亡的事情不会成为大新闻，80 岁的幸龄者开小型汽车送妻子去医院却会受到谴责。没人觉得哪里不对劲吗？

本来 24 岁以下的人开车发生事故的概率高，但只给老年人司机贴上"危险"的标签，这让我觉得很奇怪。

另外，自己给自己贴上这个标签也是错误的。还能开车的幸龄者，是不会匆匆忙忙地交还驾照的。

我认为，幸龄者真正应该做的不是交还驾照，而是呼吁社会进一步提高自动驾驶装置的精度，让人们出行更安心。大家难道不这样认为吗？

🚃 运动要适可而止，最好的方法是散步

贵在坚持！其中最重要的事情就是运动。

运动是健康人生不可或缺的，这一点我想大家已经多次听说过，估计耳朵都长出茧子了，也能充分理解运动的意义。

即便如此，还是有人不运动。另一方面，也有人运动过度。

上述哪一种情形都不能说是理想的，老年人还是要注意适度运动。

过度的运动会在身体内制造过多的活性氧，使身体氧化（好比生锈的状态）。这就是为什么很多运动员看起来比实际年龄要老。

对于即将超过 80 岁的幸龄者来说，散步是最好的选择。

一天走 30 分钟左右是最理想的。可以一次走 30 分钟，也可以早中晚各走 10 分钟，合计 30 分钟。如果可能的话，散步时可以稍微加快步速，同时摆动手臂。

散步还有意想不到的效果。接触自然光可以促进脑

内物质血清素的分泌。这种物质被称为"幸福激素"，具有安定心神、活跃大脑的作用。

除了散步，做家务也是很好的运动，比如打扫卫生、洗衣服、晾衣服……

积极活动身体是很重要的。可以说为了保有身体剩余的机能，在日常生活中活动身体是最重要的。

老年人容易出现抑郁症状，活跃身心可以预防

人一旦上了年纪，抑郁的情况就会增多，这是事实。没有精神，整天发呆，也不太容易有喜怒哀乐。这样的情况越来越严重以后，自己和家人就会担心是不是患痴呆症了，于是去医院就诊。

实际上，痴呆症和抑郁症很难区分。

对于来医院的人，我首先会问两个问题："睡得好吗？有食欲吗？"

如果回答是"虽然睡得很好，但是夜里会醒好几

次"，就很有可能是抑郁症。因为抑郁症导致的失眠，比难以入睡的睡眠障碍和浅睡眠的熟睡障碍情况更多。

另外，在食欲方面，如果觉得什么都不好吃或饭量变小，也很有可能是抑郁症。

老年期抑郁症中还有一个常见的症状，就是记忆障碍。越来越健忘，连换衣服都觉得麻烦，甚至连洗澡都不愿意洗。这种症状在痴呆症和抑郁症中都会出现，所以，很难判断究竟是痴呆症还是抑郁症，但如果开了抑郁症的药，症状好转，就可以确定为抑郁症。

那出现这些症状到底是因为单纯的衰老，还是因为痴呆症，甚或抑郁症呢？

这个比较难判断。但如果能确定时间，比如年末开始突然出现症状，就很有可能是抑郁症，需要开抑郁症药来观察情况。

那么，人为什么会患抑郁症呢？

原因大致可分为精神原因和身体原因两种。

精神原因是指妻子或丈夫去世、宠物死亡，或者是像这次由于新冠疫情导致自己的兴趣爱好中断等，让心灵失去了寄托。

身体原因是指不出门导致血清素不足、偏食导致营养素不足等和身体相关的因素。例如，由于夏天只吃清淡的面食，导致蛋白质摄入不足而患上抑郁症。

虽然可以分为精神原因和身体原因，但是精神上和身体上都不活动是抑郁症的最大诱因。从这个意义上来说，做自己想做的事是非常重要的。

不用追求生存的意义，
享受人生的过程中自然会发现

很多人年轻的时候忙于工作和育儿，虽然这些事情不能逃避，是半强制性的，却意外地成了自己的生存动力。但是上了年纪之后，就能从这些束缚中解放出来。

"啊，终于自由了"，这种想法转瞬即逝，接下来的就是心情无法平复，不知道自己是为了什么而活着，不知道怎么去追求生存的意义。这样的老年人不在少数。

有意义地活着才比较好吗？我认为，有或者没有都无所谓。

人生的意义是我们的主观感受，而不是刻意创造出来的。"必须创造人生价值"，这种焦虑只会让人痛苦。

因此，只要自己觉得"我找到了生存的意义，我很幸运"就好。

年满 80 岁的幸龄者，是否应依赖生存意义而生活，这是值得思考的事情。

生存意义不一定是一成不变的。例如，以爵士舞为生存意义的人，如果受伤，将会有很大的失落感。也有将狗当作生存意义的人，由于狗的死亡而闭门不出。

活着有意义是一种幸福，但如果太过于依赖这样的幸福，当失去这种幸福时，反作用力也会很大。

所以，我觉得抱有"每天开开心心地生活"这个想法是很重要的。

一定要做自己想做的事，做自己觉得有趣的事。

轻松愉悦地度过每一天，或许就是跨越人生 80 岁关卡的理想方法。

🛒 为了安心地走完人生的最后一程，该做什么准备？

年近 80 岁，有人就会为怎么准备人生最后一程而烦恼。

也有人咨询过我，但是，我很难回答这个问题。因为这涉及家庭关系和金钱，个体差异很大。

但是，如果只提一个建议的话，我会建议："如果还有钱，那就把这些钱用在安心走完人生最后一程的准备上吧。"

有钱人可以选择入住豪华养老院。如果有更多的钱，也可以雇佣住家保姆。能住在家里，还能得到照顾，那是再好不过。假设保姆费一个月 50 万日元（约人民币 2.5 万元）的话，一年就是 600 万日元（约人民币 30 万元），10 年就是 6000 万日元（约人民币 300 万元）。虽然是一笔惊人的费用，但对于有能力的人来说，却很值得。

我再次强调，不建议把钱留给孩子，自己积攒的钱自己花完是最好的事情。

有些人会建造很气派的墓地，但情况如何呢？孩子可能会去扫墓，但孙子那一代就不知道了。如果去墓地，可能会遇到死后无人祭奠的幽魂，建造这些气派墓地的人也有可能会变成这样的幽魂。

如果是这样，我认为还不如把钱捐赠给地方政府，造福后世。近年来，大学里新建了不少以人名命名的"××纪念馆"，估计是捐赠建造的。如果能竖立铜像，陌生人也会双手合十，也有人来打扫干净。如果能让很多人开心，那么在生命的最后一刻，您的心灵也许能得到慰藉吧。

我给很多家庭（老人的孩子）经常提的建议是：若把父母留在乡下，要智慧地向邻居们低头。

例如，可以给他们一些金钱，拜托他们照顾一下您父母。附近的人可能会觉得拿您的钱过意不去，您可以跟他们说："如果您不拿，我心难安。"他们多半会爽快地答应。

这样一来，父母就能得到邻居的关照，孩子们也能放心。当然，如果把父母接到城市，或者您辞掉工作去乡下，在开销方面，多少可能会节省些。

一说到用钱解决，可能不太好听，但我认为，这是将感激之情以一种具体形式表现出来的方法，也未尝不可。

从这个意义上来说，如果父母无论如何都想给孩子留下钱财，也可以不把钱财作为遗产，而是趁您还健康的时候把钱财给孩子，并告诉孩子："我想安心地走完人生的最后一程，请把这笔钱好好地用在这上面。"

原本，在孩子进入社会之前，父母要关照孩子 20 年左右。在父母失去了行动能力的那几年，也应该由孩子来照顾，这种想法难道有错吗？当然，这并不是强迫他们做居家护理，孩子们可以和父母一起，寻找适合的护理机构。

🛒 为了让自己心情愉悦，要想高兴的事，把不高兴的事抛之脑后

在老年人中，有不少人会想起以前不愉快的事情，而且被这种情绪所支配。比如：配偶出轨、朋友背叛、工作失败、被别人造谣中伤……事到如今，虽然已经无

法解决，却还是老想着这些事。

对当事人来说，这是非常痛苦的事情。越是想要打消这些念头，心里就越不舒服。这时候该怎么办才好呢？下面我介绍一下精神医学的观点。

有一种现象，肚子痛的时候，如果老想着"痛、痛"，疼痛就会加剧，一想到其他事情就会忘记疼痛。

这是由人脑的特性所决定的。大脑不擅长同时将注意力集中在两件事上。所以，一想到别的事情，就会忘记疼痛。

一直沉湎于过去坏情绪的人，因为特别想忘记过去，反而会把意识转向那里，变得越来越痛苦。

面对这种情况，正确的方法是不要试图忘记，而是把目光转向其他事情。也就是说，不是试图消除记忆，而是书写新的篇章。

只要把注意力放在眼前快乐的事情上，讨厌的事情自然就会忘记。

也有人提出了认真面对过去并克服过去的方法，但现在的精神医学对这种想法持否定态度。为了让内心获得安宁，平稳地度过每一天，做一些自己觉得有趣的事，做一些让自己开心的事，这是合情合理的。

💬 不要和自己的过去较劲，
老想着比过去差会变得越来越不幸

"唉，真讨厌上了年纪。"老年人常说这样的话。但是，上了年纪真的是一种不幸吗？

诺贝尔经济学奖获得者、行为经济学家丹尼尔·卡尼曼（Daniel Kahneman）说，人类不是对财富的绝对值作出反应，而是对财富的差异作出反应。

因为卡尼曼的说法有点难以理解，我还是以简单易懂的金钱来举例说明吧。

如果拥有1亿日元（约人民币500万元）的人掉了1万日元（约人民币500元），我们认为既然他是大富翁，少1万日元根本不算什么，但他本人却很不高兴。

而如果拥有100万日元（约人民币5万元）的人捡到100日元（约人民币5元）的硬币，会非常高兴。

也就是说，比起损失了多少元或得到了多少元这样绝对的金额，人们更容易对消失或增加这一差异作出反应。

看到高龄患者，我有时会觉得卡尼曼的上述说法是有道理的。

举个例子，有一位以前当过社长的人住在一栋大房子里，他感叹："我以前很厉害，可现在却过得这么孤独。"家里有妻子，也有佣人，外人看起来非常幸福，但与当年被人前呼后拥着叫"社长"、到处游玩也有人招待的时期相比，他感到很不幸。

另一方面，过去非常不幸的人也会高兴地对我说："医院的饭菜很好吃，工作人员对我也很热情，上了年纪还能有这样的待遇，我很幸福。"

也就是说，幸福还是不幸福，取决于如何看待当下与过去的差距。

过去过得很好的人，很容易用减法来思考两者之间的差距。因此，他们会觉得现在很不幸。但是，这样度过晚年，还是会让人觉得很寂寥。如果可以的话，我希望他们能拥有一个快乐的晚年。

那么，他们应该怎么做呢？

我的建议是，关注增加的部分，而不是消失的部分。

不要想"我过去很忙，现在却……"，而应该想"我现在终于有时间了，可以悠闲地按照自己的节奏做很多想做的事情了"。

不要想"我以前是大企业的董事，大家都对我尊敬有加，现在却……"，而应该想"现在在医院里，可以和各种各样的人交谈，可以接触到人世间的微妙之处"。

像这样，享受上了年纪才能做的事情，开阔自己的视野，每天都会变得十分有趣。

轻松对待孤独，谁都可以尽情享受孤独

人一旦上了年纪，就会面临配偶去世、朋友去世等情况。对逝者的依赖度越高，失落感就越大。

这种时候该怎么办才好呢？

我的回答是，只能下定决心，面对现实。

也许听起来有些冷漠，但人已经死去，不能复生。

所以，要么寻找新的邂逅，要么改变看法，视孤独

为愉悦，寻找其中的新乐趣，只能择一而为。

年轻人的生活方式出乎意料地值得参考。现在有很多年轻人整天玩游戏、玩手机，而不愿意谈恋爱、结婚。也就是说，他们很享受愉悦的孤独。

从前文谈到的行为经济学来看，如果对差异产生反应，认为自己孤苦伶仃了，就会感到痛苦，但如果觉得"孤独让我自由"，或许就会意外地感到快乐。

我认识的一位老年朋友，在妻子去世后开始使用Netflix（美国奈飞公司，简称网飞）的视频服务，他说："因为有看不完的电影，时间一眨眼就过去了。现在用不着在意老婆想看什么，想看的时候就看，困了就睡，很愉悦，感觉非常好。"

🛒 不是改变想法，而是增加选择

幸福是什么？

社会上流传着"越有钱越幸福""有个好的配偶是幸福的""能和孩子和睦相处才幸福"等说法，很多人都活在这种固定观念的束缚之下。

我并不是说这样不好，但是，那些自认为与丈夫相处和睦、生活幸福的妻子，如果丈夫先走了会怎么样呢？在丈夫走的那一瞬间，妻子就会被推入不幸的深渊。

在这个世界上，什么是幸福，什么是不幸福，并没有正确答案。

幸福和不幸福会随着人们的想法和对事物的看法而改变。

在这一章中，我举了很多例子来说明这个问题，但生活了七八十年的人想要改变自己的思维方式和对事物的看法，并不是一件容易的事情。可以肯定的是，只要认为"只有自己的想法才是正确的"，就会活得很辛苦。

因此，在本章的最后，我想提出一个重要的提案：要承认自己的想法以外也有正确答案，选择不止一个，还有很多。这样才会活得更轻松，人生也会更快乐。

本来，上了年纪的人因为人生经验丰富，拥有很多选择，判断的标准也很多。因此，明明可以从容地做出选择，但很多人的想法却很僵化。我觉这有点可惜。

昨天说的话，今天可以推翻——可以改变一直以来的主张。

生活方式也可以改变。被别人说"朝令夕改"没什么不好，做个"墙头草"也很不错。还不如说，这样的人才能拥有柳暗花明的生活方式。

如果被人揶揄了，就应付一下："啊，是吗？"让对方觉得自己脑子没那么灵活，其实正体现了经历丰富的老年人的睿智。

迄今为止，我们还没有经历过一个随随便便、自然而然就能活到八九十岁的时代，因此，幸龄者的生活方式不可能有正确答案。

不要被社会上说得头头是道的常识所忽悠，轻松愉快地生活吧。只有这样，您才能过得心满意足，才能延年益寿。

第三章

跨越痴呆症的关卡

⚙️ 对痴呆症的认识误区

我的专业是老年精神医学。我们会接诊各种症状的老年患者，其中最常见的是抑郁症和痴呆症患者。

年纪大的患者基本上都是在家属的陪伴下来就诊的。如果问家属："老人家怎么了？"他们多半会回答："爷爷连这样的事情都做不好了……"或者"5 分钟前发生的事情，奶奶都忘记了……"诸如此类。然后，他们会不安地问我："这是痴呆症吧？"

对老人的家人来说，忘记 5 分钟前的事情是件大事。他们非常震惊以前那么精明的爷爷（奶奶）会变成这样。对此，我很能理解。

但是，从专业的角度来看，不能简单地判定有这些症状就是患了痴呆症。究其原因，是人们对痴呆症有很多误解。如果医生没有消除这样的误区，就直接把患者诊断为痴呆症，我非常担心这样的诊断结果会使患者及其家人陷入不幸之中。

很多情况下，痴呆症是从健忘开始的。

接下来就是迷失方向。对地点和时间的感觉变差，会出现迷路、不知道现在的时间等情况。比如，半夜醒来却以为是早上，想要出门，这就是迷失方向。

紧接着发生的就是智力低下。轻微程度的智力低下在这之前就已经发生过，这里说的是程度明显的智力低下，也就是听不懂别人的话、看不懂书、看电视也看不明白。

痴呆症有以上这几个阶段，但一口断定出现这些症状就是患了痴呆症，我认为是非常粗暴的。

即使不记得5分钟之前的事情，但能开口说话，也能与他人好好对话；或者，很容易迷路，但能阅读月刊《文艺春秋》，并能条理清晰地发表意见，这说明他们的智力还很健全。

♿ 不为人知的不幸

但是，社会上对于痴呆症有着"一旦痴呆就什么都不知道"的刻板印象。那么，在这样的认知下会发生什么呢？

比如，因为爷爷患有痴呆症，全家人都说他坏话，他本人对此也能完全理解。或者，因为奶奶有痴呆症，大家就对她说："这个不行，那个危险，不可以做！"禁止他们做一些本来能做的事情。

他们本来还有很多生活能力，却因为一句"得了痴呆症"，这些能力就被剥夺了，这样的事在现实中时有发生。

您不觉得这是一件非常不幸的事情吗？

对于历经生活艰辛，努力活到晚年的幸龄者而言，这未免太悲哀了。

的确，人一旦上了年纪，身体机能就会衰退。但是，历经人生波澜而获得的智慧不会衰退。虽然人变得健忘了，但是他们和以前相比，更擅长与人打交道，让他们去带孙辈，也不会像孩子的父母一样总是生气，所以可能带得更好，等等。从某种意义上来说，他们拥有了新的能力。

在智慧方面，老人即使出现了痴呆症的症状，也有相当比例的人依然很优秀。只要知道了这一点，患者本人和家人都会过得更幸福。

♿ 痴呆症有轻有重

人们对痴呆症有很多错误认知，"得了痴呆症就会徘徊"就是其中之一。但是，稍微思考一下就会明白这是不可能的。

因为现在日本有 600 万名痴呆症患者，据说每 20 个人中就有 1 个人患有痴呆症。如果所有痴呆症患者都在那里徘徊的话，涩谷的十字路口聚集的就会全是痴呆症患者。

我说过很多次了，痴呆症基本上是一种老化现象。也就是说，通常的模式是逐渐变得老成稳重，很多老年人会把自己关在家里。

用专业术语来说，痴呆症可以被认为是泛障碍，是一种从轻度到重度，范围很广的障碍。

因为不知道这一点，所以愚蠢的政治家才会有荒唐的发言。以前，某大臣就日本大米在中国的高价流通问题说："7.8 万日元和 1.6 万日元哪个贵，连患有阿尔茨海默病的人都知道。"

患有阿尔茨海默病的人别说是知道数字大小之别，实际上，还有很多懂经济的、聪明的阿尔茨海默病患者。

美国前总统里根和英国前首相撒切尔夫人都是在发病数年后，病情恶化到无法说话时，才宣告自己患了痴呆症，恐怕他们在任期内就已经有轻度记忆障碍了。

也就是说，即使得了痴呆症，也可以担任首相或总统职务。

既然痴呆症的病情发展有这么大的时间跨度，我希望大家绝对不要认为"得了痴呆症一切都完了"。无论谁对您说什么，我都希望患有痴呆症的朋友能说自己"还有很多可以做的事情"，一定要顽强地保存自己还具备的能力。

🦽 记忆力不行，但还能做出判断，
因此容易被骗

但是，也有一点需要注意。那就是随着错误判断的增加，痴呆症患者更容易被骗。

例如，有些痴呆症患者虽然记忆力衰退，但还有理解能力。孩子对他说："爸爸，电话诈骗越来越多了，你要小心啊！"他能理解孩子的话，所以回答："我知道了。"但是，他会忘了孩子对他的提醒。

另一方面，诈骗犯口才很好："房子不装修的话会被白蚁吃掉的。你看，已经有被啃噬的痕迹了。"于是，因为能理解对方的话，觉得不装修造成的问题很严重，就会在合同上签字。

也就是说，痴呆症患者很难对之前说的话和现在说的话进行比较。因此，容易产生误解，在判断时出现失误。

但是，忘记过去的事情，无法做出综合判断的，不仅仅是痴呆症患者。几乎所有日本人都有这种情况。因为，即使政治家和官员做了很多坏事，也很容易被大众遗忘。

　　在某种意义上，这和遇到诈骗犯一样，很多日本人是无法做出综合性判断的。

　　在说痴呆症患者的坏话之前，或者认为得了痴呆症一切就完了之前，还是先怀疑怀疑自己的记忆力和综合判断力吧。

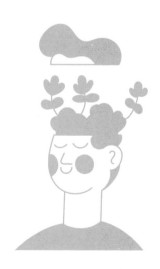

⚙ 应该在头脑清醒的时候做重要的决定吗？

虽然这有点离谱，但我想说的是，即使得了痴呆症，也有很多事情可以做，不能放弃自己还拥有的能力，更不能放弃被赋予的权利。

有些人一旦被诊断出患有痴呆症，就会立刻辞掉工作，或者干脆交还驾照。但痴呆症的发病周期，从轻度到重度的跨度很广，所以，最好能先坚持一下。

有些人想请家人帮忙看店、照顾孙子、处理身边的事情，等等。但我的建议是，最好在自己还能做的时候就请家人帮忙。

这不仅仅是个人的问题，可以说是整个日本都存在的大问题。

因为一旦被确诊为痴呆症，周围人的态度也会骤变。无论是政治家还是公司社长，都会被赶走。

之所以会有这样的风潮，完全是因为对痴呆症存在误解，但就目前而言，这就是事实。

在这样的现实中，应该什么时候做诸如立遗嘱这种重要的决定呢？

说实话，这是个相当复杂的问题。因为，从老年精神医学专家的角度来看，在痴呆症发展到中期之前，即使患者被诊断为意识能力有效，一般人对此的理解也会有所不同，甚至还会出现打官司的情况。

但有一点可以肯定，那就是每次有了重要的决定都要书面记录下来，并写上日期。考虑到有可能出现"虽然有足够的判断力，但记忆不准确"的情况，采用这种方式是比较合适的。

延缓痴呆症的方法：用脑比吃药更有效

一般来说，痴呆症的早期发现非常重要。但是，就目前的医学来看，现有药物可能只起一点效果。也就是说，即使发现得早，在治疗方面也无能为力。

但就像我刚才说的，老年人一旦被诊断出患有痴呆症，周围的人就会改变态度，或者不让他们继续发挥作用。如果是这样，在健忘的初始阶段，我认为还是不要去看医生比较好。

真正重要的不是被诊断为痴呆症，而是延缓痴呆症的病情发展。

那么，应该怎么做呢？

我认为，要想延缓痴呆症的发展，最好的方法就是坚持动脑、活动身体。我来介绍一下其依据。

我曾经在东京杉并区的浴风会病院工作，每个月要去两次茨城县的鹿岛市给痴呆症患者看诊。我发现，鹿岛人的痴呆症病情进展缓慢。

这是为什么呢？

原因在于患者的行为。

杉并的患者一旦被诊断出患有痴呆症，家里人就会说"太丢人了"或者"太危险了"，想要把他们关在家里。

而鹿岛的多数患者仍然过着一成不变的生活。即使在自家门外徘徊，附近的人也会把他们带回家。由于身体能活动，也会干一些农活或继续捕鱼、养殖等——用身体行动记住的东西，即使得了痴呆症，也不会忘记。

行动起来，不仅需要身体，还需要使用大脑。

我确信，坚持动脑、活动身体就是痴呆症病情进展缓慢的原因。

🦽 意外事故少发是因为
患痴呆症后也害怕死亡

的确，城市交通量大，也会发生危险事件，前文东京杉并人所说的"太危险了"，也不难理解。

但令人意外的是，痴呆症患者不会被车撞到。痴呆症可以说是某种程度上"返老还童"的疾病——人患病之后会更加害怕死亡。

我接诊过 6000 多名痴呆症患者，别说被车撞死，连出车祸受重伤的人都没有。只有个别患者在外徘徊的时候，从河堤上掉下来受了伤。

另一种可能性是，当得知对方患有痴呆症时，司机会撒谎："这个人冲出来了。"或者即使司机没有说谎，周围的人也会认为"因为有痴呆症，所以没有及时做出判断，才会被车撞"。

但其实患有痴呆症的人也会躲避危险，车来了会立刻逃跑，这是生存本能。

基于这一点，我认为没有比"生前的意愿"这种说法更不靠谱的。开始的时候说"不希望采取延长生命的措施"，后来又改口说"还是希望活下去"，这绝不是什么稀奇之事。

因此，我认为不要鼓励临终意愿，而是应该明确患者还健康的时候对未来的设想。

"我想过让自己的人生圆满，所以不会吃药。身体不舒服会去医院，但不会做检查。在还能吃得津津有味的时候，吃自己喜欢的东西。既喝酒也抽烟。这是我自己的人生，我既然已经努力活到了现在，请让我过自己想过的生活。"

我认为这才是真正意义上的安乐死。

终于到了生命最后的时光，要在失去意识永远沉睡的状态中度过吗？

一般来说，尊严死是指在人生的最后时光，不进行过度的延命治疗，让患者保持尊严体面地死去。这个时候，患者本人已经无法表达自己的意愿了，大部分都是按照家人的意思来进行的。

那么，当事人此时是怎样的状态呢？

这只能用"大概"这种说法——"死亡"的状态大多不是痛苦，而是失去意识。简而言之，就是躺着起不来的状态。

因此，我认为对死亡没有必要过度恐惧。

换个话题来说，比如很多人说"不想得癌症"，那是因为他们感到不安，感觉会"很痛""很难受"。但是，我问过癌症的专科医生，他们说确实有让人疼痛的癌症，也有让人难受的癌症，但那都是极少数。通常情况下，就是因为既不疼也不难受，所以直到晚期才会被发现。所以，癌症是一种相对轻松的死法。

当然，也有转移到骨头或影响到神经等让人疼痛和难受的癌症，这种时候可以依靠药物来缓解患者的痛苦。

这样一想，或许对死亡的恐惧就会少一些。

当自己即将从这个世界上消失时，当然会感到寂寞和不安。但这是一种对所有人（所有生物）一视同仁的自然现象。

反过来理解，可以说人从出生的那一瞬间开始，就是向死而生。年满 80 岁的幸龄者，可以说就处在人生最后的时光。正因为如此，我才希望大家活出自己的风格，给自己的人生画上圆满的句号。

♿ 前额叶收缩导致失去欲望，那就用大脑来刺激它

痴呆症是由大脑老化引起的。负责记忆的海马体会收缩，负责感情和行为的前额叶也会收缩。这样一来，人就会失去欲望。

如果用一句话来概括痴呆症的本质，那就是，痴呆症不是一种会让人做怪异事情、无目的的漫游的疾病，而是一种让人渐渐什么事都做不了的疾病。

人患了痴呆症，如果什么事都不做，病情反而会加重。所以，让痴呆症患者行动起来是非常重要的。例如，去日间照料中心[1]就是其中之一。虽然不能说是强制性的，但只要行动起来，身体和头脑都会被调动起来。为

---

1 指无须入住，只在白天对老人进行护理的托管中心。（译者注）

了延缓痴呆症病情的发展，不断地活动身体和头脑是最有效的方法。

准确地说，日本人的国民性就是不会使用前额叶。无论是在学校还是在公司，都有"按照指示行动就行"的风气，大家并没有真正意义上地动脑子。例如，初中和高中的考试重视考查知识。大学本来是对高中学到的知识进行质疑和讨论的场所，但是所受到的教育却是"教授说的是对的"。进入公司后，也是上传下达，有自己的主见、不受条条框框束缚的人会被讨厌。所以，大家锻炼前额叶的机会非常少。

正因为有这样的国民性，读书多的人才会被认为是"聪明"的。其实，在通过读书变得渊博的基础上，对知识进行加工，进而形成自己的意见，这是很重要的。但是，我们往往没有这么做，而是容易沿袭前例，这样就降低了人们对知识的应用能力和加工能力。

我并不是想说日本人的坏话。恰恰相反，我想说的是，越是上了年纪，越应该停止沿袭前例的做法，对于自己想做的、自己觉得有趣的事情，要勇于挑战和尝试。

前额叶是人类大脑中最大的区域，但实际上却很少被使用。

正因为如此，即使从 80 岁开始锻炼，也可以充分提高自身的身体机能。

人类大脑的结构很好，是由无数的细胞编织成网络来工作的。不使用的网络会消失。只要我们反复活动大脑，不管到多大年纪，都能编织新的网络。也就是说，借此能获得新的能力。

痴呆症发展到一定程度就会微笑，这是神灵赐予的最后机会

日本人是很喜欢贴标签的：毕业于某某大学，在某某公司工作过，当过部长，当过社长……

但是，一旦上了年纪，过去的标签就变得没有意义了。不管是大社长还是普通职员，不管是大学教授，还是商店店主，都是平等的。我认为这都是上了年纪的缘故。

那些抱着"过去我很了不起""我尝过最痛苦的滋味"等想法，紧紧抓住自己的过去不放的人，一旦患上痴呆症，也会笑眯眯地变得很幸福。我认为这是痴呆症带给患者的好处。

痴呆症或许是神灵赐予的机会。它让我们脱下人生中层层叠叠覆盖在身的外衣，回归本真。过去趾高气扬、让人讨厌的人，在人生的最后时光也会变得可爱。

痴呆症不是结束，生存的智慧和力量仍然存在

患有痴呆症的人，在各种意义上都会追求安全。不仅会避开被车撞，还会对谁都使用敬语。我曾经接诊过一位前大臣，他刚开始的时候还会生气地说别人"太失礼了"，但现在，他对大家都使用敬语。可能是因为使用敬语不容易产生摩擦吧。

钱包里装的全是零钱，这也是出于安全考虑。比如买可乐，会问："多少钱？"虽然一边想着"以前是40

日元（约人民币 2 元）吧"，但终究还是不会直接拿出
40 日元，而是拿出 1000 日元（约人民币 50 元）。这是
出于"大能兼小"的安心感而采取的行动。

可能大家都会想"不要被人瞧不起""要注意安全"，
即使是得了痴呆症，也仍然有这种想法。

或许您会感到意外，患有痴呆症的老人也可以独自
生活。当然，做不到的事情会越来越多，但某些生活能
力还是有的。

我在浴风会病院工作时，每个月都会被派遣到保健
所两次，帮助独居的痴呆症患者。如果有邻居投诉"邻
居家的爷爷在附近徘徊"或者"邻居家垃圾堆积，气味
难闻"，我就会出诊，根据诊断结果建议他们去某家医疗
机构或医院。

我从这段经历中学到的是，人类比我想象的要强大。

例如，去一个"奇臭无比"的家里，进入屋子发现
乱得连下脚的地方都没有，地上堆满了吃剩的空便当盒
子，甚至发现患者可能一直都没洗过澡——如果附近的
人都抱怨说这个人家里传出了臭味，那他家里可能会比
想象的更臭。

即便在这样的状况下，这位独居的痴呆症患者仍然活着。他每天会拿 500 日元（约人民币 25 元）的硬币或 1000 日元（约人民币 50 元）的纸币去便利店买便当吃。他不会吃坏肚子，即使不能自己做饭，不能收拾屋子，不洗澡，但他仍然活着。人类是顽强的、坚韧的！

没有必要认为得了痴呆症就什么都做不了。

人类具备活到生命最后一刻的力量和活下去的智慧。人类是非常强大的。

第四章

活过 100 岁的 44 个秘诀

♥ 长寿重要吗？剩下的人生重要吗？

我在上一章讲过，正确答案不止一个，拥有多个选择会更轻松。

那么，对于老年人来说，最重大的选择是什么呢？

答案因人而异，但作为一位老年医学专科医生，我认为：在考虑是长寿重要，还是人生最后的时光重要这个问题时，只有自己才能做选择！

喜欢旅行的一郎正在为以下的选择而烦恼：

A：虽然去国外旅行可能导致寿命缩短，但还是想去国外旅行。

B：想活得久一点，所以还是忍着不要去旅行，老老实实地待在家里吧。

美食家良子也为以下的选择而烦恼：

Ａ：虽然美食可能导致寿命缩短，但还是想继续品尝美食。

Ｂ：为了长寿，还是忍着不享受美食，继续减肥吧。

谁也不知道哪个才是正确答案。选择 Ａ 也许可以延年益寿，选择 Ｂ 也许明天就会突然死亡。正因为如此，只能自己做决定。

自己该如何生活，想要什么样的生活？

在我们一路走来的人生中，可能想过很多次这样的问题。但是，到了幸龄者这个年纪，在问这句话之前，有一个前提条件，那就是不知道自己能健康到什么时候。

这是一个说不定哪天就会得脑梗死、患痴呆症，卧床不起、死亡等风险骤然提升的时期。

所以我建议：趁现在身体还好，好好享受吧。这样可以提高免疫功能，对保持健康也有好处。

♡ 卧床不起并非人生的结束，
正因如此才能做的事

卧床不起的话，人生就结束了吗？

没有那样的事。

即使躺在床上、病情严重到认不出自己，人生也会继续。

我认识一位学者，他患有肌萎缩侧索硬化（ALS，即大家熟知的"渐冻人"）。这是一种很严重的疾病，患者的肌肉会慢慢萎缩，身体无法随心所欲地活动。

因为他是一个精力充沛、活泼好动的人，当他只能这么静静地躺在床上时，我问他："您一定很痛苦吧？"对于我的疑问，他感到非常意外。

虽然身体不能自由活动了，但是心还可以自由地飞翔。

他正在写一本书，内容是患上 ALS 后对世界的看法发生了怎样的变化。有时他还写俳句[1]，他说："卧床不起

---

1 俳句，是日本的一种古典短诗，由"五 - 七 - 五"，共十七字音组成；以三句十七音为一首，首句五音，次句七音，末句五音。（译者注）

的时候，俳句就会浮现在脑海中。"总之，他在积极地做各种尝试。

他对待疾病的态度再一次告诉我，遇到事情要随遇而安。

担心生病也没有用。既然木已成舟，那就勇敢面对，决一胜负。

对癌症的态度或许就是担心生病也没有用的最好例子。

如果被告知只能活多久了，就会失去生活的乐趣吗？答案当然并非如此。

只要不进行深度治疗，除了最后的两三个月，癌症患者可以做很多的事情。因此，在此期间，可以尽情地享受生活。

特别是80多岁的幸龄者，更应该拥有这样的生活态度。

老是想着"要是动不了怎么办"，生活就会寂寞无聊。

明确知道那一天终究会到来，但在那一天到来之前，应该珍惜当下，认真过好每一天。

保持这种心态，其实也利于身心健康。

💟 接受老化和衰退，
用残存的身体机能决一胜负

大家都知道秦始皇吧？他建立了中国历史上第一个中央集权的封建国家，获得了享之不尽的荣华富贵和至高无上的权力。据说得到一切的秦始皇最后追求的是长生不老的肉体。他从国内各地寻来秘药，想尽一切办法，但这个愿望还是没能实现。

最后，他吃了据说"有不死效果"、含有水银的药，死了。这虽是非常远久的事情，但也说明，即使是英明的伟人，也无法冷静地对待衰老和死亡。

因此，我们这些凡夫俗子害怕衰老和死亡，想要逃避这些，也无可厚非。

话虽如此，老化和衰退确实会一天天临近。那我们该怎么办呢？

我的建议是：接受老化和衰退，用残存的身体机能决一胜负！

我接触过很多老年人，从他们那里学到的就是这一点。

现在健步如飞的人，不能保证一年后还能行走自如。但是，如果生活中一直不走不动，确实慢慢就会走不动了。如果不坚持使用身体逐渐衰弱的功能，就会瞬间衰退，这对于幸龄者来说是非常可怕的事情。

很多人在八十二三岁的时候身体功能急剧衰退，这些人一般都是在八十岁的时候停止做很多事情。

虽然也有因为生病、受伤等不得已的理由，但很多人都是在家里闭门不出，主动放弃使用身体的功能。

主动放弃还能做的事，让身体变得什么都做不了，您不觉得这很可惜吗？

下面，我将按照顺序列出保持身体机能的秘诀。不需要全部照做，如果想试试看，可以先尝试其中的一两种方法。空闲的时候，重温一遍应该也会有效。

① 坚持步行，不走就走不动了

对于年满 80 岁的幸龄者，我最推荐的运动方式是步行。步行不仅能预防脚部老化，还能增强心脏的泵血功能。这样一来，大脑和身体各个部位的细胞都能得到充足的血液供养。

另外，为了步行而外出晒太阳，可以促进被称为"幸福激素"的脑内传导物质的分泌。一天步行 30 分钟是最理想的状态，早中晚各 10 分钟也可以，此外，我认为使用拐杖和助行器作为辅助工具也不错。

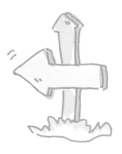

② 烦躁时深呼吸，水和美食也有效

焦虑和愤怒是让寿命变短的重要原因。

自律神经分为让身体进入活动模式的交感神经和让身体进入休息模式的副交感神经。人一旦烦躁不安，交感神经就会变得活跃，心率和血压就会升高，肠胃功能也会变差。让它平静下来的最简单的方法就是深呼吸。

深呼吸可以向大脑输送充足的氧气，从而抑制脑内的兴奋，使交感神经平静下来。

闭上眼睛，大口吸气，大口吐气……

吸气时，想象着空气被输送到全身；呼气时，想象着身体各个角落的空气都聚集到肺部，然后从口中吐出来。不断重复这个过程，身心会逐渐平静下来。

除了深呼吸之外，喝水、吃自己喜欢的东西也是十分有效的方法，这是因为消化系统工作时可以抑制交感神经的兴奋。

③ 运动到身体放松的程度就好

运动后，如果呼吸变得急促，喘息加剧，说明心脏负担过重。此时，心跳和血压都在上升，体内的活性氧也在增加。

即使正常呼吸也会产生活性氧，活性氧会损伤细胞，是老化和癌症的成因之一。

过度运动会产生不必要的活性氧，对身体造成很大的伤害。

另外，过度运动还会损伤肌肉、关节和骨骼，导致身体无法活动，反而会削弱肌肉力量。

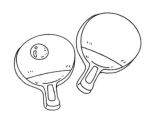

❹ 警惕中暑和脱水，别让生命被酷暑消磨

中暑和脱水也是老年人的一大死因，数量甚至超过了在冬天因感冒而死亡的人。每年有 1000 人死于中暑，其中 65 岁以上的人占八成。这是因为老年人对温度的感觉迟钝，难以调节体温。

此外，肾功能的下降和降压药的利尿作用，也会导致老年人体内水分不足。

轻度脱水会引起没有自觉症状的中暑，所以，夏天一定要多喝水，同时开空调。有些人认为开空调太浪费电，就忍着不开，但如果因此而导致死亡，就得不偿失了。

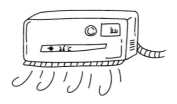

⑤ 不要为穿纸尿裤而感到羞耻，
它是扩大活动范围的伙伴

　　也有人为自己的失禁而烦恼。我认为对于上了年纪的人来说，这是没有办法的事情。我们不是为了正常排泄而活着的，不能因为失禁而放弃工作。

　　有许多穿着纸尿裤活跃于社会各个领域而取得成功的人士，例如大公司的总裁、音乐家和电影导演。失禁患者穿上纸尿裤就不用再担心失禁的问题，可以专心工作，扩大自己的活动范围。

　　上了年纪的人，虽然排泄功能可能衰退了，但还有很多出色的功能。不要把某一项能力的衰退当作人生的结束，而应该理直气壮地想：虽然这个功能衰退了，但那个功能还挺好。

⑥ 咀嚼越多，身体和大脑就越灵活

人一旦上了年纪，肠胃的功能就会减弱，消化吸收的能力也会衰退，咀嚼可以弥补这一点。

充分咀嚼后不但食物被嚼碎，唾液也会增多，这样不仅能减轻肠胃的负担，还能提高消化吸收能力。

此外，经常咀嚼，既能活动咬肌，也能刺激大脑，还能预防蛀牙和牙周病，甚至能预防误吸性肺炎等，可谓好处多多。

反复咀嚼还有饱腹的效果，可以防止暴饮暴食，实现适量饮食。

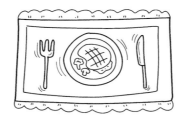

❼ 记忆力下降不是因为上了年纪， 而是没有"记住"的欲望

人们普遍认为，记忆力会随着年龄的增长而下降。虽然不能否认大多数人是这样的，但断定"人上了年纪记忆力肯定会下降"还为时过早。

如果自我暗示自己的记忆力下降了，即使是年轻人也会失去记忆力。

换句话说，记忆力下降不是因为上了年纪，而是因为不想记住——没有"记住"的欲望，所以才记不住。

为了防止这种情况发生，请不要再哀叹自己的记忆力下降，也不要马上放弃自己，说什么"我记不住"了，可以多尝试几次，抓住记忆的关键点，想办法把事情想起来。身体的肌肉如果不活动，就会变弱，大脑也不例外，持续使用至关重要。

⑧ 重新审视药物，不必勉强自己吃

是药三分毒，这是许多医生都知道的事实。药物确实对缓解病症有一定效果，但能不能让人延年益寿却不一定。

我并不是说老年人应该停止使用所有药物，但如果是由于"检查指标不达标"给开的药物，对于年满 80 岁的幸龄者，我认为应该重新加以考虑。没有必要拘泥于医生所说的指标的正常值。

每天吃的药，限制在不降低日常活动水平的范围内即可。如果吃了药觉得身体不舒服，就千万不要勉强自己吃。

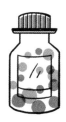

⑨ 不用特意降低血压、血糖数值

降低血压、血糖和胆固醇的药物可有效预防动脉硬化和降低急性心肌梗死、脑梗死和卒中的风险。但这会导致 80 岁以上的幸龄者虚弱无力、头晕目眩、精神不振，还会降低免疫系统功能，增加感染与罹患癌症的风险。

换句话说，这是选择血管疾病还是选择其他疾病的问题。

我的回答是："如果想过上健康长寿的生活，就没必要使用药物将血压、血糖和胆固醇降到正常水平以下。"

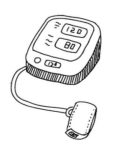

⓾ 孤独并非寂寞，好好享受快乐时光

上了年纪，身边人的讣告就会越来越多，很多人会因此感到孤独，变得消沉。

但是，我们都是一个人来到这个世上，也是一个人离开这个世界的。也就是说，人类本来就是孤独的。

而且在现在的日本，真正孤独的状况已经很少了，出门就会碰到人，也有很多医院和护理机构。

不要因为孤独而封闭内心，要试着与人交流。上了年纪之后，独处的时光可能会增加，但这并不是孤独的，而是可以不顾忌任何人，能自由自在把控的时间。

⑪ 偷懒不羞耻，用不着勉强自己

老年人大多对待事情很认真，一旦下了决定，就会坚持到底。但那是年轻时的生活方式。年满 80 岁，就不要给自己增加负担了，要倾听身体的声音和自己真实的想法。如果今天不想做，偷懒不干就好了。想休息的话就休息，不要勉强自己，要尝试让自己过得轻松愉悦的生活方式。

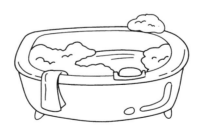

⑫ 不用交还驾照

日本警察厅统计（2018 年交通事故状况）各年龄段持有轻便摩托车以上驾照的事故数据显示：

16 ～ 19 岁的青少年导致交通事故的数量最多，为 1489 起，其次是 20 ～ 24 岁的年轻人，为 876 起。而另一方面，80 ～ 84 岁的老年人，为 604 起，85 岁以上的老年人，为 645 起，70 多岁的老年人，为 500 起左右。

也就是说，并非只有老年人驾驶车辆才危险。但现在这种因为是高龄司机，所以有义务接受认知功能检查的认知，以及让老年人交还驾照的无言压力，都是一种歧视。

不要轻易放弃已经获得的权利。做力所能及的事，保持生活能力，这才是幸龄者应有的生活方式。

根据某项调查，80 岁以上的幸龄者大多对自己的驾驶技术"很有自信"。这种过度自信才是发生事故的根源，因此，幸龄者开车的时候一定要打起精神。

注：根据我国《机动车驾驶证申领和使用规定》，70 周岁以上老年人需要每年体检，并提交身体条件证明，

除常规体检外，还需通过三项能力测试，分别是记忆力、判断力和反应力。此外，对于持有 D、E 类驾驶证的驾驶人年龄超过 70 周岁的，必须在超龄后的 30 天内去车管所换证，降级成 F 证。

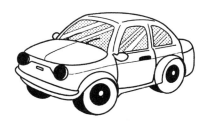

⓭ 做自己喜欢的事，不做自己讨厌的事

做自己喜欢的事，不做自己讨厌的事。这应该是幸龄者的基本生活方式。

诸如"明明很想做，却忍着不做""明明很讨厌，却忍着去做"等生活方式，应该马上放弃。

因为 80 多岁的幸龄者，随时都有动不了的风险。为了不留下"啊，当时做了就好了"的遗憾，建议幸龄者还是随心而动、随欲而行吧。

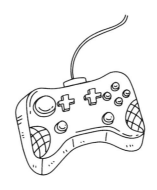

⑭ 老了也有性欲，用不着羞涩

有句话叫"女人，会一直持续到化为灰烬"。据说这句话源自这样一个故事。江户时代的著名奉行[1]大冈越前问母亲："女性的性欲能持续到什么时候？"他母亲默默地拨动着火盆里的火，回答他："女人，会一直持续到化为灰烬。"当然，这件事是不是真的已不可考。

这些暂且不论，关于老年人的性欲，不管是女性还是男性，有的人有，有的人也可能没有，是存在个体差异的。

有性欲不是一件羞耻的事。我认为人有性欲的时候，没有必要抑制它。虽然不知道会持续到什么时候，但在那一天到来之前，不要放弃自己的能力和意愿，这是幸龄者生活方式中很重要的一点。当然，大前提是不要给别人添麻烦，不强迫别人，不走犯罪的道路。

---

[1] 日本江户时期为 1603 年—1868 年，奉行是日本平安时代至江户时代期间的一种官职，为掌理政务的常设职位。（译者注）

⑮ 走出家门，闷在家里会使大脑迟钝

最适合 80 多岁老人的运动是步行。

为防控新冠疫情，提倡居家生活，很多老年人减少了外出。结果怎样呢？多了很多没有精神的人和意愿衰退的人，其中也包括抑郁症和痴呆症患者。造成这种结果的原因之一就是减少运动导致血清素这种神经递质的分泌量也减少了。

这种物质被称为"幸福激素"，能激发人的干劲，提高人的幸福感。沐浴在阳光下或者做快乐的事情时，会分泌更多幸福激素。

整天宅在家里，肌肉力量会下降，血清素也会不足。于是人就会无精打采，容易感到不安和有压力。

⑯ 想吃就吃，微胖正好

再说一遍，世界上所有的数据都表明微胖的人更长寿。

80 多岁的幸龄者与其担心代谢综合征，不如吃自己想吃的东西，保持微胖，这样才能保持健康。

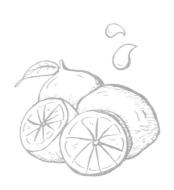

⑰ 把事情拆分成小块，
一点点地做，有益身心健康

80 岁以后会有一项增多的东西，那就是自由的时间；另一方面，这个年纪的肌肉力量和内脏功能会下降。平衡这两者的方法，就是在生活中一点点地做有益身心健康的事情。

比如，一点点地吃，一点点地走，一点点地睡。不要一口气吃饱，而是一点一点地吃；不要一口气步行 30 分钟，可以分成早中晚各 10 分钟……

因为有足够的时间，所以不要勉强自己，把事情拆分成小块，一点点地去做。这种生活方式对身心健康有益。

⑱ 重新审视人际关系，不要和讨厌的人来往

80 多岁的幸龄者，自然要从不喜欢的人际关系中解放出来。如果能定期和自己喜欢的、合得来的人交往，那当然是最理想的。但是，大部分幸龄者都会逐渐懒得与人交往，甚至闭门不出。出现这样的情况也与雄性激素减少有关，男性的这种倾向更为明显。

对于老年人来说，人际关系可以说是一把双刃剑。考虑到保持身心健康和预防衰老，人际关系固然重要，但不良的人际关系会给老年人带来巨大压力。即使不直接与人交往，也可以在网络上发表意见，互相交换兴趣爱好的信息。

总之，最好的方法就是放弃让自己不舒服的人际关系，只要相处得还算轻松，就可以继续保持下去。

⑲ 关掉电视，逛街去

　　我有一个观点是，一直看电视会变傻。但是，现在80多岁的幸龄者是电视普及时代成长起来的"电视一代"，很多人整天开着电视，不知不觉就会看很长时间。然而，这样的生活方式会导致老年人的思维能力下降，大脑（特别是前额叶）退化，身体机能衰退。

　　关掉电视，走上街头吧！外面的世界很精彩，充满了新奇，充满了刺激，能让您的身心和大脑充满活力。

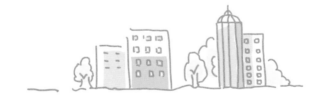

㉒ 与其和病魔斗争，不如与之和谐相处

下面说点沉重的话题。

居家护理是指患有类似癌症这样的疾病、已经进入生命倒计时的人，在家里度过剩下的时间，做自己喜欢的事，吃自己喜欢的美食，安详地走到人生尽头。

也就是说，不是与病魔斗争，而是与之和谐相处。这段最后的时光可能是几个月，也可能是一年。能在最后的时光处理身边的事情，与家人交谈，这样也能减轻家人的负担。

居家护理可以让人在剩余的时光按照自己想要的方式生活。当然，如果突然遇到紧急情况，还是在医院更让人安心。

虽然这种生活方式需要家人的协助、环境的改善、医生和护理人员的协调等，但我仍然是居家护理的积极赞同者。

当然，一定要多加注意居家护理究竟能持续多长时间，千万不要勉为其难。

㉑ "车到山前必有路"是幸龄者的魔法妙语

对于 80 多岁的幸龄者来说，身体动不了、健康状况欠佳、身边亲人相继去世等情况，都会冷酷无情地出现在面前。于是就会产生"我不行了"的消极想法。这就是导致老年人身体和大脑提前老化的原因。因此，当您产生消极想法时，要时刻提醒自己"车到山前必有路"。

只需要一个这么简单的自我提醒，就能让大脑分泌多巴胺这种"积极激素"，提高大脑思维能力和对生活的热情。其实我们的大脑出奇地简单，而且它具有相信自我暗示的特性，因此它会激发您内心深处潜在的做某事、想办法的灵感。

㉒ 吃点肉，瘦肉更好

那些 90 岁、100 岁还很健康的幸龄者中，很多人都喜欢吃肉。牛肉和猪肉中含有生成血清素所需的材料，是让生命充满活力的源泉。

肉中的蛋白质也是生成肌肉、骨骼、血管等的材料，因此，对于保持健康的身体来说，肉是不可或缺的。

如果不吃肉，就得不到足够的蛋白质，肌肉量和骨密度会下降，就容易跌倒和骨折。

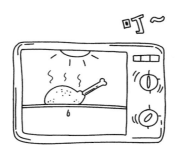

㉓ 温水泡澡，而且时间控制在 10 分钟之内

据说老年人在浴缸中发生意外死亡的概率是因交通事故死亡的 2 倍。特别是在冬季，泡热水澡会导致体温急剧变化——光着身子，血管会因为寒冷而收缩，血压会一下子上升；泡在浴缸里身体会变暖，血管扩张，血压会一下子下降。这样一来，大脑内的血液就会不足，变成贫血状态，人的意识就会逐渐模糊，最后在浴缸里发生溺水事件。

为了防止这种情况发生，我建议老年人泡温水澡。对于喜欢泡热水澡的人，一开始可以把水温设定得低一些，进去之后再烧一烧，让温度升高[1]。泡澡时间最长不要超过 10 分钟，尽量控制在 5 分钟左右。出浴缸时要慢慢地、一点点地站起来，这也很重要。

和家人一起生活的幸龄者，洗澡前，别忘了和家人说一声："我去泡澡了。"

---

[1] 日本浴缸一般带加热和保温功能。（译者注）

㉔ 睡不着就不用睡

　　年纪越大，深度睡眠越少，就越睡不着。很多老年人服用安眠药，但安眠药的作用是让人更容易入睡，对半夜醒来的人是没有效果的。更有甚者，从床上爬起来的时候，会因为走路不稳而摔倒，导致骨折，最糟糕的情况便是卧床不起。

　　我们本来就没必要为了睡眠而吃药，人是不会因为失眠而死的。躺着的时候，即使本人认为自己没有睡着，其实已经入睡了。

　　如果晚上睡不着，中午补个午觉就好了。不要受就寝和起床时间的限制，累了就睡，困了就睡，这样的方式才适合幸龄者。

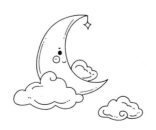

25 比起锻炼，快乐对大脑更好

近年来的研究发现，脑力锻炼的效果有限。在持续进行脑力锻炼后，该项目的分数会有提高，但其他测试的分数却不会提高。也就是说，脑力锻炼不是激活了整个大脑，只是增强了解决问题的功能。

关于大脑，还有另外一种见解，那就是做无聊的事情不会激活大脑。相反，做开心的事，大脑就会变得活跃。因此，为了防止患上痴呆症而强迫自己做一些事情，但如果自己感觉不到快乐，效果也微乎其微。

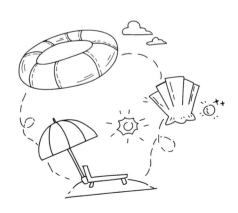

26 想说就说，不要客气，说出来心情会变好

因为是精神科医生，我曾听很多老年人讲述他们的故事，这些多姿多彩的故事也影响了我的人生观。

有的患者会对我说："我的话没什么意思吧？"没有这回事，每个人说的每一句话，都是给人启迪和值得学习的种子。

因此，要自信地讲述自己的故事，就算对方露出厌恶的表情，这又有什么关系呢？开心地说话，对方也会觉得有趣。如果对方不是那样的人，就没有必要勉强自己和他们交往。

越交谈，关系就会越好，自己的心情也会变好。

㉗ 要找好自己的主治医生

对于 80 多岁的幸龄者来说，医院是一个无法逃避的地方。如果可以的话，要找好自己的主治医生。建议找离家近的内科医生（也就是社区医生或上门出诊医生），因为与大学医院中的医生相比，这些医生临床经验丰富，大多数能从整体角度考虑健康问题。

只要将身体情况、健康现状、家人的情况如实地告诉医生，他就会给出相应的建议。当然，社区医生中也有气势汹汹、脾气不好的人，如果遇到这种情况，就再找其他医生。

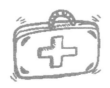

28 可以做个"不良"老人，扮好人有损健康

就算是不良习惯，到了七八十岁的时候，估计也不会像十几岁的时候那样不靠谱。到目前为止，有不良习惯的老年人一直都在看别人的脸色，对有些事情有所顾虑，对自己想做的事情也会有所克制。其实，不必一直谨小慎微地克制，只要不出格，生活就会变得容易些。

到了幸龄者的年纪，勉强和克制会让自己身心俱疲，损害健康。既然辛辛苦苦努力活到了现在，接下来就可以随心所欲地生活。可以跟别人开玩笑地说："我是有不良习惯的老人。"周围的人也会接受您，很多事情会变得轻松，生活也会变得惬意。

㉙ 别害怕改变主意，朝令夕改也没关系

大家都知道喜剧演员高田纯次先生吧，他被称为"不负责任先生"和"适当（随便）男人"。有人把"适当"这个词理解为贬义，我觉得并非如此。词典上的解释是"中庸之道，适可而止"。您不觉得这解释得很棒吗？

所谓"适当的人"，就是一个灵活的、有良好生活方式的人。

我曾在某个电视节目上做嘉宾，休息时，北野武先生和我说过这样一段话：

"和田老师，大家都说卧床不起后，就不想活了，那是骗人的。我奶奶活着的时候，她跟我说：'小武，如果我哪天卧床不起了，你就杀了我。'可是当她真的卧床不起时，她跟我说：'小武，你给医生送红包了没？'（笑）"

我们俩都大笑了起来。我认为这种"变节"无可厚非，这就是人性。毕竟，死亡是令人害怕的事情。

例如，有些老年痴呆症患者，之前一直说"讨厌采

取延长生命的措施",但到了最后却要求延长生命——因为他们顺从自己的内心。

有的人早上说的话,到了傍晚就想改,那是因为在他们这期间想了很多很多。人的意志不断改变,这是理所当然的。

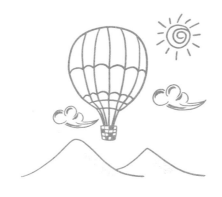

㉚ 患上痴呆症不全是坏事

　　我接诊的老年痴呆症患者中，几乎没有人是不幸的。反而有很多人忘记了过去的不快，从各种各样的束缚中解脱出来，笑眯眯地露出幸福的表情，享受安逸的晚年生活。我甚至想：痴呆症难道不是上天赐予他们的奖赏吗？

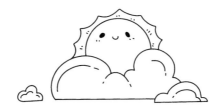

㉛ 不学习会变老，行动是学习的老师

"无论你是 20 岁还是 80 岁，只要停止学习，你就变老了。坚持学习的人永远年轻。"

这是被称为"汽车之王"的亨利·福特的名言。

正如他所说的，我所见过的健康老人无一例外都是学习者，他们总是对某些事情感兴趣并采取行动。

行动伴随着思考，只要去做，就一定能从中领会到什么。无论成功与否，结果如何，它都将引导人们走向下一步。

学习，不是从别人那里学习，而是自己去获取。这是我从前辈们那里收获的启迪。

32 不虚荣，珍惜现有的能力

幸龄者珍惜现有的能力，用现在所拥有的能力去生活——这种生活方式，最重要的是不要讲究虚荣。例如，本来可以借助辅助器具走路的老年人，却因为"挂拐杖不好看""手推车不好看"，进而放弃走路的话，很快就会走不动了。这是很可怕的。

把"没有"的东西，装作"有"，这就是爱慕虚荣。

跨越人生 80 岁关卡的秘诀是承认自己没有的生活能力，珍惜自己拥有的生活能力。

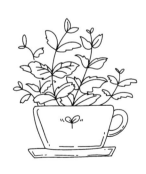

㉝ 变天真是老年人的特权

老年人在采取行动时，往往容易逃避。总想着"事已至此""事到如今，已于事无补"，最终的结果就是不做——当然，他们实际上也会有点后悔。

那么，我们能否按以下方式处理？

要是有人邀请，就试着去做做。不是什么都去做，是有一点动心才去做。可以说："虽然我没做过，但好像很有趣。"

脱下让人感觉不同一般、威严无比的沉重铠甲，做一回天真无邪的孩子，试着说："好像很有趣，我想试试。"然后，像孩子一样，可以依靠身边的人，可以沉迷其中，也可以逃避做讨厌的事情。

正因为幸龄者饱经人生的风霜，生活阅历丰富，所以，可以试着行使"天真"这一特权。这才是生活大师特有的一种生活方式。

34 越是麻烦的事，可能越有趣

我说过，不喜欢的事情可以不用勉强自己去做。但是，与此矛盾的是，越麻烦的事情才越有意义，也越有趣。

如果一开始就想着"太麻烦了，不喜欢"，那么可以直接跳过；如果感觉有点意思，就可以试着去做；如果觉得很有趣，就可以继续尝试。

可以像这样继续深入做有趣的事情，也可以放弃做自己觉得不行的事情。如果身边的人都苦笑着说："真拿您没办法。"这也是您这位老人家的福气。

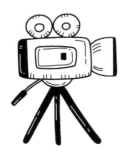

㉟ 多晒太阳，大脑会因光线而兴奋

"更多光明！"这是德国文豪歌德的遗言。实际上，后面还有下文，他说的是"请打开百叶窗"。我不知道歌德为什么想要光，但我认为光是一个人晚年生活的关键。

为了快速增加"幸福激素"血清素的分泌，晒太阳是最好的方法。血清素的增加，会让人热情高涨、快乐倍增、心情明朗、心绪沉稳、斗志昂扬……

如果血清素减少，就会出现抑郁症状、容易冲动、身体容易疼痛和不适、没有力气、感动变淡等情况。

外出散步等是最理想的晒太阳的方式，或者到阳台上做个简单的体操，晒晒太阳也有效果。居家期间，一天要晒 15 分钟左右太阳，每周至少要做 3 次这样的日光浴。

36 做有意义的事，能发挥自己经验即可

如果您观察住院的老年人，就会发现多数老年人会有人来探望，也有一些老年人几乎没有人来探望。年轻的时候可以依靠金钱和头衔来聚集大家，但上了年纪就不可能了。归根结底，这与每个人的生活方式有关。

在这本书中，我一直主张按照自己喜欢的方式生活，但是，如果因为任性妄为而伤害到别人，大家就会离您而去。如果您认为"这样也可以"，那完全没问题。如果您觉得大家的离开会让自己很寂寞，那就尝试抱着帮助别人的心态来适应生活吧。

那么，怎样做才能让自己派上用场呢？

其实，只要活用自己的经验就可以了。老年人的宝贵经验，会给年轻一代带来启迪。当然，不要说教，不要说"你应该做××"，可以用和善的口气说"我做了×× 就变成这样了"。实际经验是用钱买不到的，其中充满了智慧，是人生中难得的宝贵财富，可以把它分享给别人。

37 悠闲地活在当下，
因为人生不知道什么时候结束

我们迄今为止的人生，都是非常匆忙的。以前，经常会有一种被什么东西追赶着"必须做 ××"的心情吧。但是年满 80 岁后就不一样了，您可以慢慢地过好今天。我认为没有必要设定"做 ××""到 ×× 时候为止"之类的目标。

随心所欲地生活，才是幸龄者应有的生活态度。能轻松愉悦地度过每一天，在不知不觉中跨越人生 80 岁的关卡，这才是幸龄者最理想的生活状态。

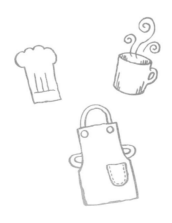

38 欲望为长寿之源，离枯萎还早了 100 年

日本人总认为"上了年纪就会枯萎"，但我认为完全不是这样的，生命之火会一直燃烧到熄灭。其原动力就是欲望。我认为，对于人类来说，欲望才是生命力的源泉，是进化的原动力。

不能放弃欲望。当然，前提必须是不犯罪和不伤害他人。如果有了某种欲望，而又能让自己高兴地觉得"我还没有枯萎"，那就很不错。

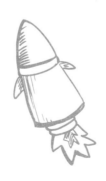

39 幸龄者需要乐观的生活态度

　　我希望上了年纪的人能够以乐天主义的态度对待生活。只要活得足够长，就一定会面临很多考验，极度乐观恰恰是克服这些挑战的正确方法。

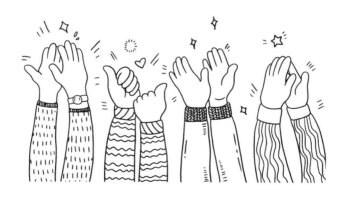

⑩ 用轻松愉悦的呼吸来击退老化

大家应该都知道热门动画《鬼灭之刃》吧，这是一部描写鬼杀队与吃人的恶鬼战斗的作品，以主人公灶门炭治郎为首的鬼杀队成员通过独特的呼吸法发挥出了超人的力量。

有鉴于此，我希望老年人也学会放松呼吸，当然不是为了驱鬼，而是"驱老"。做法很简单，只要反复深呼吸就可以了。

用鼻子静静地吸气。吸入的空气不要让它进入肺部，要进入下腹，这样肚子自然会胀起来。

充分吸气后，再用嘴吐气。轻轻地、缓慢地吐，把肚子里的空气全部吐出来。

然后再吸。

如此反复。

可以坐在椅子上做，也可以在晚上睡觉前或早上起床时躺在床上做。

放松地呼吸，一般被称为"腹式呼吸"。

奇妙的是，它能镇定心灵，促进血液循环，增强

肠胃等内脏的功能。建议大家将这种呼吸方式融入自
己的生活中。

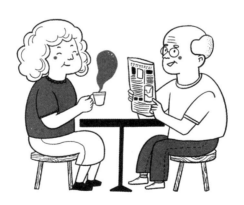

❹❶ 规则可以自己决定

要在社会上生存，当然要遵守规则。但是，在生活中，给自己制定规则是很重要的。我推荐以下两条规则：

① 做自己能做的事。

② 不要忍受不愉快的事情，做自己想做的事。

具体的内容，我在这本书里已经说了很多，没有必要全部都照做。如果您觉得这两条还可以，可以试试，我希望大家可以尝试着去做这本书中我建议的一到两件事。

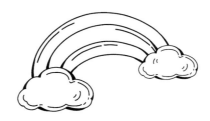

㊷ 用顺其自然（let it be）的方式生活

在这一代幸龄者中，很多人都为披头士（The Beatles，英国摇滚乐队）而狂热过吧。他们是 1966 年来日本演出的，80 岁的幸龄者当时大概是 24 岁。《Let it be》是一首具有代表性的名曲，其意思是随心所欲或顺其自然。

无论怎么后悔，昨天都不会回来，明天的事情谁也不知道。今朝有酒今朝醉，明日愁来明日忧。这就是人生。

接受自己的人生，不用害怕，不用担心。

做自己想做的事，吃自己想吃的东西，见自己想见的人，说自己想说的话。

然后，吹着口哨，任性地过好每一天。

我建议幸龄者过这样的生活。

43 老化不如"朗化",这就是被人爱的理由

通过常年临床观察老年人,我发现老年人有两种类型:

患了痴呆症也被爱的人和患了痴呆症被疏远的人。

人如果寿命很长,不久就会患痴呆症。那么,何不以"即使患了痴呆症也被人爱"为目标呢?这样做,您会非常惊喜地发现,每天都能过得心情开朗。

不老化,而是"朗化"的效果其实是多方面的:延缓痴呆症发展、减少不安、稳定情绪、改善人际关系等。总之,好处多多。

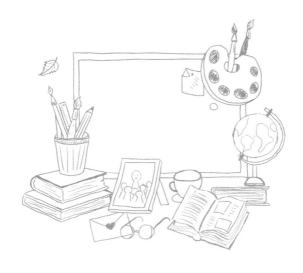

㊹ 笑口常开福自来

我想以 19 世纪美国心理学家威廉·詹姆斯的名言作为本章的结尾。

"不是因为幸福才微笑，而是因为微笑才幸福。"

人类的大脑和行为是相连的。一想到难过的事就会露出悲伤的表情，一想到困难的事就会皱起眉头，开心的时候会露出笑容。但是，现实生活中也会发生与此相反的情况。一开始就展露笑容，大脑就会变得快乐，并开始思考积极的事情。

每天早上，试着对着镜子里的自己展露笑容，看看结果如何？我相信您这一天都会以愉快的心情工作和生活的。

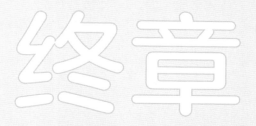

终章

跨越关卡，迎来百岁人生

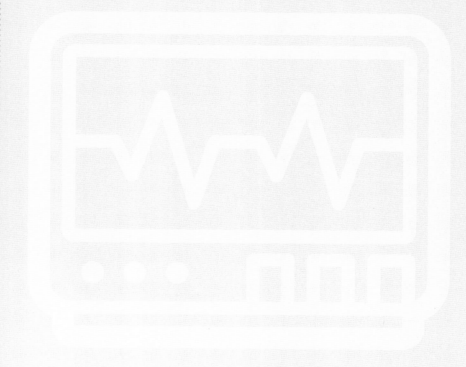

世间怪事多多，幸龄者可以发泄不满

年满 80 岁了，就不要克制自己，可以做自己想做的事。

在这本书中，我反复强调了这一点，并说明了其中的原因。

特别是现在年满 80 岁的这一批幸龄者，是支撑日本从低谷中走出来，登上世界顶峰的一代。我衷心希望他们能过上与他们的奋斗相匹配的快乐、自由的幸福晚年生活。

从这个意义上来说，我认为他们更应该主张自己的观点。因为我认为这不仅是为了他们自己，也是为了子孙后代。

比如，对于延迟领取养老金一事，他们可以生气。

本来退休和养老金应该是配套的，也就是说，老年人从劳动中解放出来的同时，即使不工作了，也应该能拿到金钱，获得自由的保障。

为兴趣而活也好，做志愿者也好，继续工作也好，这都是他们退休后的自由。养老金就是他们可以自由选择、安心地生活的保障，但是，政府却若无其事地说："夫妻俩要想晚年过上宽裕的生活，需要 2400 万日元（约人民币 120 万元）的存款。"以国库没有钱为借口延迟养老金的发放，政府这一行为违背了对国民的承诺，这已经是国家性的诈骗。

日本现在有 1000 万亿日元（约人民币 50 万亿元）的债务，说是因为大众福利造成了财政困难。对于这样的说法，老年人也可以生气。借款并不是用于老年人的生活，而是因为政治家们在地方公共事业上撒了很多钱。不知为何，却用"福利"这个好听的字眼偷换概念，把责任推给了老年人。

长期护理保险也是如此，有了这个制度，如果老年人需要长期护理，他们有权接受护理，而不是每月从他们的养老金中扣除长期护理保险费。即便如此，仍有 40

万人等待进入特殊养老院。

大约 6 年前，一位母亲的博客文章《上不了保育园的日本，去死吧！》成了热门话题，孩子等待入园的问题也被大众激烈讨论，因此，等待上幼儿园的孩子得以减少。但是，等待入住特殊养老院的老人的问题却没有被提及。

我觉得幸龄者也可以大声呼吁："进不了特殊养老院的日本，去死吧！"

所谓"银色民主主义"[1]完全是骗人的。20 世纪 70 年代，一场交通大战爆发，市区到处都建起了人行天桥。然而，很多老人却因为不能爬人行天桥的台阶而不能过马路——好不容易坐着轮椅出门了，却上不去人行天桥。这样的状况哪里称得上是"银色民主主义"呢？

这种奇怪的事情在现实生活中频频发生，我认为老年人可以为此发怒。

1　"银色"在这里代表银发老人。（译者注）

🎛 幸龄者自由自在地生活就会有活力

不知道从什么时候开始，日本人变得对老年人不宽容了。以前人们对老年人做的事情相对来说比较宽容，但到了现在，只要有谁导致了事故，老年人就会有一种要承担连带责任般的压力。

虽然也有媒体的原因，但我总觉得是因为整个社会都在萎缩。

日本成了老年人大国，65岁以上的老年人有3640万人，约占全体人口数量的30%。这些老年人的生活环境是否稳定、身心是否健康，对国家的影响很大。

现在我们的文化和经济的政策都是针对年轻人而设计的，但我认为应该把目标锁定在拥有大量金钱并且可以自由支配的老年人身上。

社会应该尽量丰富能打动老年人的物质以及服务。

如果占总人口30%的老年人能够更加随心所欲地生活，日本经济就会切实地活跃起来。在全世界都进入老龄社会的过程中，我认为日本有机会成为世界的榜样。

随着年龄的增长，个人差异也会增大。

例如，在年轻的时候，无论是考上东京大学的人，还是没考上大学的人，智商都在 80 ～ 120；高中时跑 50 米，跑得快的孩子只需要 5 秒多一点，跑得慢的孩子也只需 10 秒多一点。也就是说，人和人之间没有太大的差距。

但是，上了年纪之后，既有痴呆症严重、连别人的话都听不懂的人，也有还在工作的学者；既有完全走不动路的老人，也有跑起来和年轻人差不多的老人。

也就是说，年纪越大，个体差异就越大。所以，还是要多考虑老年人的个性比较好。我认为，不要对老年人一概而论，要充分发挥每个人的个性，每个人都应该受到尊重。

我希望能形成一个人人都可以被平等对待的社会，在这个社会中，人们可以用自己的名字互相称呼，而不是使用"爷爷"和"奶奶"这种没有名字的称谓。

📟 活用"With（共存）"，什么能用就用什么

今后人工智能（AI）技术会不断进步。有人可能会说自己不擅长机械，从一开始就拒绝这些 AI 技术，我认为这样实在是太可惜了。

因为 AI 与电脑、手机等 IT 技术不同，即使我们不知道怎么做，对方也会想办法来帮助我们。也就是说，会有各种各样的东西来支持我们。我认为，使用这种文明、便利的工具来生活，会让我们的生活更为充实。

比如，眼睛不好就戴眼镜，耳朵不好就用助听器，排泄功能衰退就用纸尿裤。这可以说是让日常生活更舒适安逸的一种智慧。同样，我们也不应该拒绝 AI，而是应该为了让自己活得更好而积极地利用它。比如，我们忘记了放钥匙的地方，AI 就会告诉我们钥匙放在了哪。我相信，这样的日子很快就会到来。

年纪越大，做不到的事情就越多。"With（共存）"的理念可以弥补这一点。我们可以依靠某些东西并借助他人的力量来生活。也就是说一方面要接受现实，一方

面要努力生活。

不好意思，下面我来谈一下自己的事情。

我曾经为了防止记忆力下降，没有使用手机自带的电话簿功能，而是把熟人的电话号码记在手写的备忘录里，背下来。打电话的时候，如果想不起来就看备忘录。但是，最后还是因为这方法太麻烦而放弃了。

与其抗拒，不如接受，这会让人活得轻松。

因此才会有"With"这种理念。

老年人如果患了阿尔茨海默病，就接受它，做现在能做的事。

如果患有高血压，也接受它。不要为了降低血压而降低生活质量，可以让血压高一点，让头脑保持清醒。

如果出现了急性心肌梗死的后遗症或心力衰竭的现象，也请接受它。虽然这样会让运动受限，但可以考虑在有限的范围内如何过更舒适的生活。

如果因为大脑衰退而变得易怒，也请接受它。学会控制自己的脾气，避免大吼大叫，一旦生气，就立刻深呼吸。

要想跨越人生 80 岁的关卡，一方面要接受现状，一方面要制定对策。我认为，"**With**"这种生活理念，会让老年人的人生更加完美。

〰️ 什么是人生？什么是幸福？

人的一生会有很多起起伏伏。无论上升还是下降，幸福与否都是由自己的思维方式决定的。

例如，在人生的最后阶段，我们大多时候会受到照顾，或是从孩子那里得到帮助。如果把这种帮助视为"不体面"的话，就会觉得生活不幸福，但如果把它视为一件值得"感激"的事，就会觉得生活很幸福。

刚出生的婴儿，虽然什么都不会，但是很受宠爱。当然，一方面是因为婴儿身上散发的光芒、福气以及无可言状的可爱；另一方面，婴儿会无条件地把自己托付给对方，接受对方的一切帮助。

人，在照顾中长大，最后在照顾中死亡。

我认为这是理所当然的事情。

虽然不能像婴儿那样，但在人生的最后时刻，能坦诚地说一声"谢谢"，或许就能获得幸福。

还有一个获得幸福的办法。那就是像孩子一样开心地生活。无论做什么都乐在其中，即使是做无聊的事情也能沉浸其中，开怀大笑。

幸福是什么？答案因人而异，但我认为，最终的幸福还是享受生活的能力。

人生百年，幸福百年。当您跨越 80 岁这一关卡后，在接下来的 20 年，请接受新的挑战，好好享受每一天吧。

2022 年 3 月 1 日

和田秀树